安藤直子

アトピー性皮膚炎患者1000人の証言

子どもの未来社

はじめに

「お風呂に入ったとたん、お湯がすごくにごっていくんです。お風呂から出たら出たで、針につつかれるようにヒリヒリして……。そうしているうちに皮が張ってくるのか、全然動けなくなります。それから汁とかもダラダラたれてくるし。温度調節もきかなくて、空気が動いただけでものすごく痛い。毎日毎日これが続くんです。もう、気が狂いそうです。どうしたらいいんでしょうか」

夜10時。私はある女性の電話に耳を傾けていました。激しい症状に苦しむこのアトピー性皮膚炎の患者さんは、「同じような体験をし、回復した他の患者さんと話したい」と希望されていました。そこで、長年患者を支援してこられた方が相談を受け、私を話し相手として紹介されたのです。患者さんの声はつらそうですが、それでもしっかりしています。私はたずねてみます。

「私も似たような経験をしたことがあるから、よくわかるんだけど。やはり、お医者さんに診てもらった方がよくない？　ステロイドは使いたくない？　使う選択はいつもありうるわけだし」

患者さんは答えます。

「使っても、そのときだけなんですよ。必ずまた悪くなります。というか、ステロイドを使いつづけて、こうなったんです。もう30年使ってきたんですから、今さらステロイドがいいとは思えないんです。お医者さんに行ったって、ステロイドを薦められるだけ。私の話なんて聴いてくれません」

はじめに

　医療従事者でない私は、医療的なアドバイスはできません。患者さんの声を聞きつづけます。自分の経験をまじえ、必ずよくなるはず、と励ましながら、患者さんのつらさが身にしみる思いでした。

　もともとは、「子どもの皮膚病」「大人になれば自然に治る」といわれてきたアトピー。こんなアトピーが、大人にも年々多くなり、しかも子どものときより、症状がずっとひどくなってしまう。こんな事態が今、私たちの身近に起こっています。

「私の（あるいは、子どもの）アトピー、先生の言うとおりに、ずっときちんと薬を塗っているのに、ちっともよくならない。どうして？」

「なんだか、前よりも悪くなっているみたい」

「薬が効かなくなってきた気がする。この先、どうすればいいの？」

　こんな声とともに、

「薬をきらすと、症状が悪化してどうしても止められない。なんだか薬に依存しているみたいで怖い」

「薬が効かなくなって、止めるしかなくなった。そのとたん、すさまじい症状になってしまった」

という体験談も数多く聞かれます。ネットを見れば、そんな体験者のブログやホームページ、掲示板のコメントの山、山、山。身近にも、「アトピーで入院しなければならなくなるほどひどくなった」とか、「薬の副作用が強くなりすぎて、ついに止めるはめになり、日常生活すら満足に送れなくなった」といった体験をもつ人が、一人や二人いるのが当たり前になってきました。いったい、私たちの体に何が起こっているのでしょうか。

アトピーは確実に増加し、特に成人で増えています。そして、その症状も、数十年前には考えられなかったほど重症化する例が増えてきました。その中で、「ステロイド」という薬が、絶えず〈台風の目〉のような役割を演じてきました。普通、アトピーで病院に訪れると、お医者さんはすぐにステロイド外用剤を処方してくれます。大抵の場合、ステロイドは最初のうちよく効きます。しかし、だんだん薬が効かなくなってくるように感じる患者さんは少なくありません。

そんな煮えきらない症状に不安を感じはじめる患者さん（あるいは、子どもの患者さんのお母さん、というケースもあるでしょう）は、おずおずとその不安をお医者さんに訴えるわけです。そうするとお医者さんは、

「ステロイドは使い方さえ間違えなければ、決してアブナい薬ではないんですよ」

と笑顔で答えてくれます。

「でもそれならどうして、自分の（あるいは、わが子の）アトピーはよくなっていかないの？」

自分やわが子の体に起こっている症状と、お医者さんの説明との間のギャップに、患者さんやご家族の不安は募ります。

かくいう私も、長年のステロイド使用の果てに、使いつづけるメリットを感じることができなくな

った患者の一人です。他の多くの患者さんと同様、私もステロイド離脱という選択を行い、信じられないほどの苦痛を味わいました。そして、私はたまたま生命科学の研究者でもありました。そんな立場から、私は、アトピーとステロイドをめぐる諸問題には非常に不可思議なことが起こっており、なんとしてもここに光をあてなければならない、と感じるようになったのです。

医学界では、「アトピー患者のステロイド忌避は、マスコミやアトピービジネスに煽《あお》られた患者の過剰反応に過ぎない」とか、「患者がステロイドを嫌うのは、単に副作用を大げさにとらえているだけで、なんの根拠もない」と片づけられてしまっているようです。でも、そんなことはない、ステロイドの副作用で想像を絶する苦しみを味わう患者さんは、ほんとうに実在するのです。ここに、医療現場と患者の感覚が、大きく乖離《かいり》していることを感じます。

現状に納得できなかった私は、自分でアトピー患者の実態を調べてみることにしました。そして、思いもかけないほど多くの患者さん、お医者さんたちのご協力を得ることができました。それほど、患者さんたちは苦しんでおり、一部のお医者さんたちには危機意識が強かったのでしょう。そして今私は、なんとしてもこの内容を世に問わなければならない、と感じています。それがこの本を書きはじめた最大の動機なのです。

この本は、アトピーに苦しむ多くの人たち――特に医療の常識から外れてしまった患者さんたちを中心に――その体験とアトピーへの取り組みをまとめたものです。言ってみれば、この本は私を含めた多くの患者たちからのメッセージでもあります。アトピーに苦しまれる患者さんに、患者さんとともにアトピーと向き合うご家族や仲間たちに、そして、患者さんをケアする医療関係者のみなさんに手にとっていただければとのぞんでいます。

アトピーはもう一部の人たちの病ではなく、誰もがかかりうる病になっています。しかも、今の社会構造自体が、その拡大再生産を促しているかのように、思えてならないのです。社会全体がアトピーと再度向き合う——この本が微力ながらそのお手伝いができれば、そんなうれしいことはありません。

アトピー性皮膚炎　患者１０００人の証言◎目　次

目　次

本文イラスト／中脇千砂

第1章

アトピーの歴史を振り返って

――ステロイドをめぐる混乱はほんとうに終息したのか――

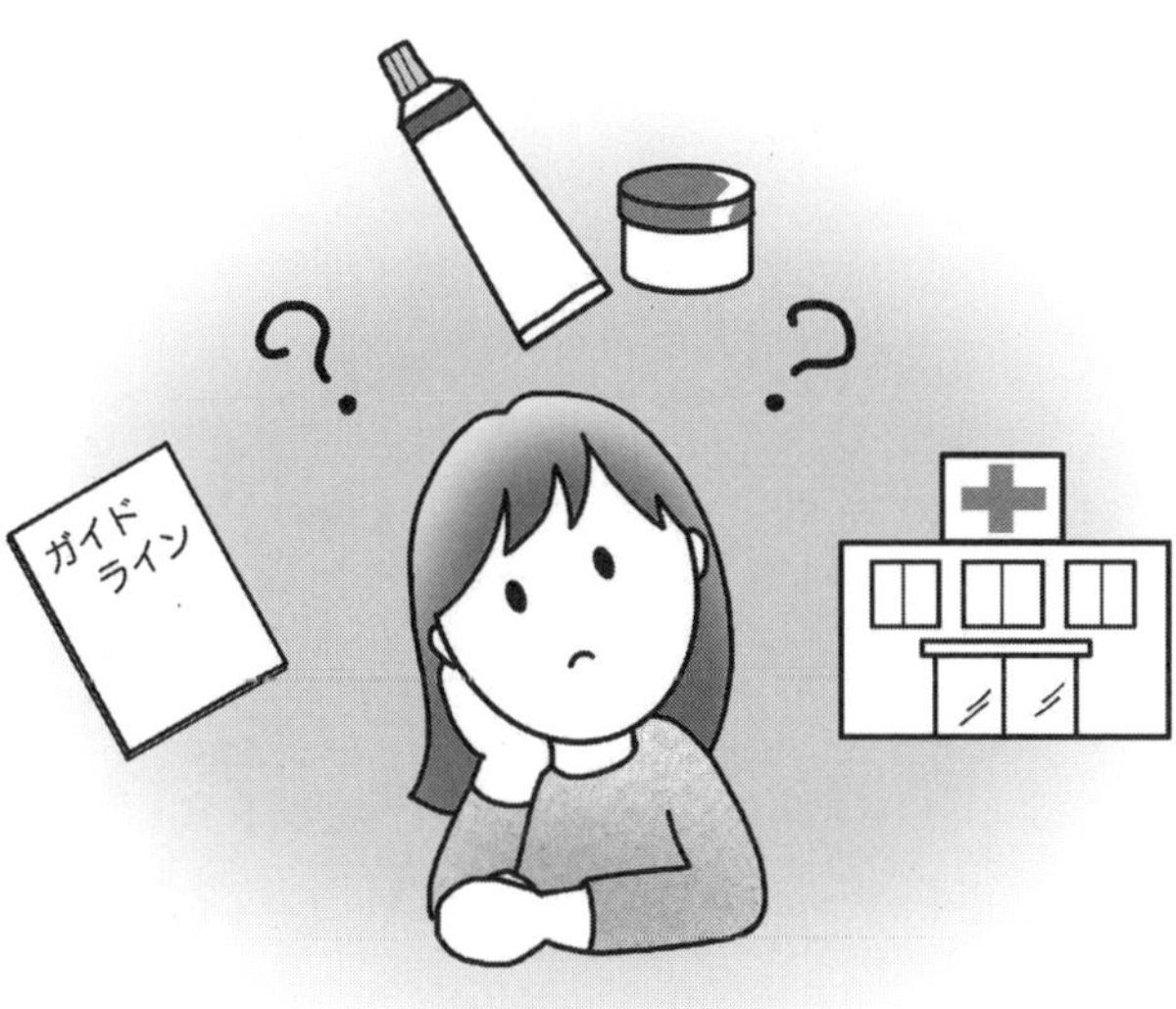

アトピー性皮膚炎（以後、アトピーと略す）は不思議な病気です。今のアトピーは、昔のアトピーとはちがうみたい。かかるお医者さんによっても、言うことはまったくちがう。患者さんによって原因も異なるようだし、合う治療法もそれぞれらしい。こんな病気、他にはあまりないと思います。くわえて、治療現場で常識といわれることと、自分のアトピー体験が、全然かけ離れてしまっている！そんないらだちや不安を感じたことのある患者さんはたくさんいると思います。患者からすると、ほんとうに訳の分からないアトピー。まずはその歴史をたどり、アトピー対策のヒントを探ってみましょう。

1　アトピーってどういう病気？

■「成人すれば自然に治る病気」だった

そもそもアトピーとはどういった病気なのでしょうか。「日本皮膚科学会」の定義によると、「アトピー性皮膚炎は、増悪《ぞうあく》*1・寛解《かんかい》を繰り返す、掻痒《そうよう》のある湿疹を主病変とする疾患であり、患者の多くはアトピー素因を持つ」とのことです。

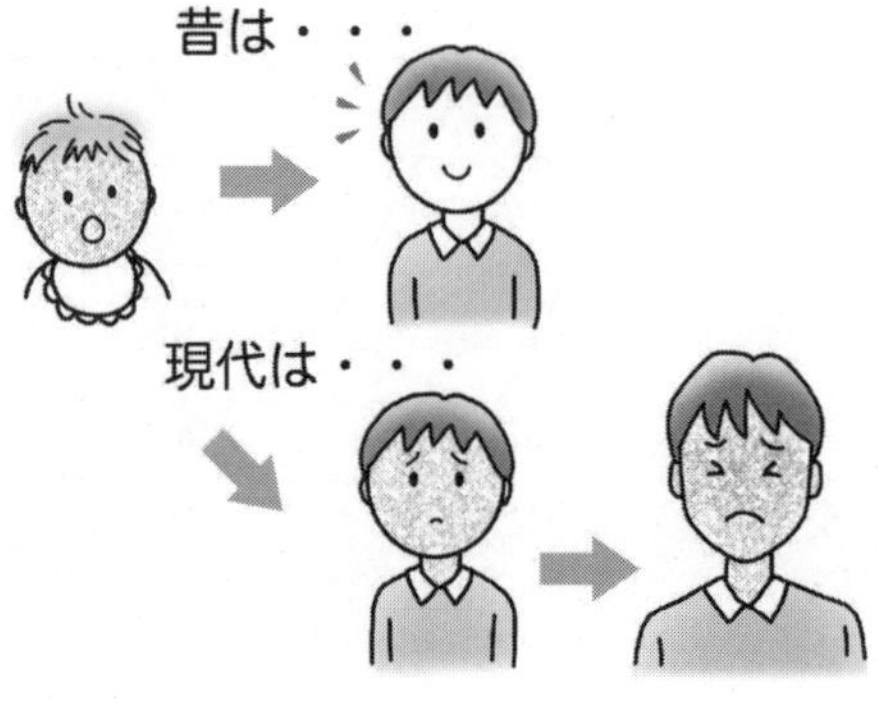

「アトピー素因」とは、自分か家族がアレルギー疾患にかかったことがある、あるいは、IgE[*2]という抗体の一種を作りやすい体質をもつことを意味します。でも、アトピーと診断されても、IgE値が低い人もいますし、「家族も自分もアレルギーはまるで無関係だった」という人もいます。

専門医の意見を総合すると、アトピーとは基本的に慢性で再発することが多い皮膚炎であり、アレルギー体質など遺伝的な素因が強いものの、必ずしも遺伝のせいばかりではない、といえます。病院では、上記の条件だけではなく、患者さんの年齢や、症状の出ている箇所、皮膚の乾燥状態なども総合的に診て、診断がなされます。

いずれにせよ、アトピーはほんの30～40年前まで「子どものかかる痒《かゆ》い皮膚病」にすぎませんでした。生後数カ月で発症することが多く、成長とともにほとんどが自然に治る病気だったのです。「だったのです」と過去形にしたのには、訳があります。「大半は幼少で発症し、成人すれば治ってしまう」はずだったアトピーの病態は、今ではすっかり変わってしまったからです。

■変貌するアトピーの病態

皮膚科の外来には、大人の患者も殺到していて、成人患者の症状は、素人目に見ても、子どもの患

＊1　寛解　病気の症状が一時的に、あるいは継続的に回復した状態。
＊2　IgE　免疫グロブリンの一種で、I型アレルギー反応において中心的な役割をはたす。アトピー患者には高いIgE値を示すものが多いが、アトピー性皮膚炎との直接的関連はわかっていない。

者の症状より重く見える患者もたくさんいます。「アトピー性皮膚炎治療ガイドライン２００６」[*3]（日本アレルギー学会編）をみますと、アトピー患者の割合は、３歳児13％、小学2年生12％、小学6年生11％、大学生８％という調査報告が載っています。つまり、成長とともに患者は減ってはいるものの、成人になったからといって治っているとはいえないことがわかります。

実際、日本皮膚科学会のような権威も、中学生になっても軽快しないまま成人する例、いったん軽快しながらも、思春期以降に再発する例、さらに、成人してからはじめて発症する例も増加してきている、といっています。これはなかなかゆゆしき事態で、アトピーは、なんらかの理由で、はっきりとその病態を変えてきているのです。

2　ステロイドバッシングの時代

■ステロイドは〈悪魔の薬〉!?

１９８０～90年代、アトピーの病態がゆっくり変化してきたと思われるころ、アトピー治療の現場では激震が起こりました。それまでアトピーの標準的な治療薬として用いられてきたステロイド[*4]の副作用が、社会的に大きく取り上げられたのです。

ステロイドには、皮膚に塗る外用剤だけでなく、飲む内服薬や注射などもありますが、特にステロイド外用剤は、アトピーなどの皮膚の炎症にきわめてよく効きます。しかし、よく効くステロイド外用剤には落とし穴もあって、連用するうちに効きが悪くなったり、皮膚が薄くなったり、炎症を起こしやすくなったりしてしまうのです。また、ステロイドを止めようとすると、症状が爆発的に悪化することもあり、これを一般的には「リバウンド」[*5]と呼びます。皮膚病は命にかかわらない、と軽視されがちですが、リバウンドの際の苦しみはときに〈地獄の苦しみ〉です。（このあたり、お医者さんにもわかってほしい！）

まず80年代ごろから、ステロイド外用剤の副作用の被害を受けたということで、全国あちこちの患者が名のりを上げ、裁判を起こしはじめました。有名になった例では、江崎ひろこ氏の「顔つぶれても輝いて」という壮絶な体験記があります。さらに、90年代前半には、報道でもステロイド外用剤の副作用が大きく取り上げられるようになりました。

＊3　**アトピー性皮膚炎治療ガイドライン**　１９９０年代、ステロイド外用剤に対する強いバッシングでアトピー治療の現場が混乱したことに対し、日本皮膚科学会は「アトピー性皮膚炎治療ガイドライン」を２０００年にはじめて策定し、混乱の沈静化に努めた。このガイドラインでは、「ステロイド外用剤をアトピー性皮膚炎の治療の第一選択」としている。その後、03年、04年、08年に改訂。08年より「アトピー性皮膚炎診療ガイドライン」と呼称変更。日本皮膚科学会のＨＰ上（http://www.dermatpl.or.jp/）で公開されている。

＊4　**ステロイド**　ステロイド骨格を持つ有機化合物の総称。アトピー性皮膚炎では、ステロイドの中でも、「グルココルチコイド（糖質コルチコイド）」と呼ばれる合成副腎皮質ホルモンを治療に用いる。

＊5　**リバウンド**　リバウンドとは、医学的にいえば、「薬剤の中止に伴う原疾患の増悪」をさす。しかし、アトピー性皮膚炎の場合、患者の多くが、ステロイド外用剤の中止に伴い、経験したことのない激しい症状の増悪を経験し、単純な原疾患の増悪とはちがうのではないかと感じている。実際に、元々のアトピーの症状とはちがうと証言する患者は多い。医師の中には、リバウンドをステロイド外用剤の副作用（ステロイド離脱皮膚炎）と認識しているものもいる。

92年7月、テレビの「ニュースステーション」では、異例のことですが一週間にもわたって、アトピーとステロイドの特集を放映しつづけました。そして、キャスターである久米宏氏は、ステロイドを〈悪魔の薬〉と断じ、「ステロイド外用剤は、最後の最後、ギリギリになるまで使ってはいけない薬だということがよくお分かりになったと思います」としめくくったそうです。

ニュースステーションのように社会的インパクトの大きな番組で、このように放送されたことは、多くの患者、医療関係者に衝撃を与えたことは想像に難くありません。そのころ、医療現場では、ステロイド外用剤は、アトピー治療のスタンダードとしてとらえられていたのですから。（ちなみに、このころ私は海外に長期滞在中で、この騒ぎを知りませんでした。残念！）

■医療現場の動揺と混乱

こういった風潮の中で、ステロイド外用剤を処方され続けていた患者は大いに動揺したことでしょう。特に副作用の自覚があった患者は、強い恐怖心を感じたにちがいありません。

そして、そういった患者を前に、お医者さんの方も、ステロイドという特効薬なしにアトピーを治療するのは困難なわけですから、大変困惑されたと思います。患者の訴えを前に、ステロイド外用剤の正当性に対し、自信が揺らいだお医者さんも多かったことでしょう。実際、皮膚科医をふくむ医師たちの中にも、ステロイド外用剤を標準とするアトピー治療に限界を感じ、方向転換する人たちが現れました。

こうした混乱の中──きわめてありがちなことに──苦悩する患者たちを取り込みビジネスにしようとするアトピービジネス[*6]が、雨後のタケノコのように現れたそうです。業者の奨める「治療法」に引っかかって、高額の商品を購入させられたり、著しい健康被害を被った患者も多かったそうなのです。（ひどい例では死者もでています）

こうして、医療現場は数年の間、大きな混乱にみまわれることとなったのでした。

3「アトピー性皮膚炎治療ガイドライン」の登場

■第一選択薬のお墨つき

こういった状況を憂慮し、日本皮膚科学会は、報道関係者を中心に、さかんにステロイド外用剤の安全性をアピールしはじめました。２０００年には「ステロイド外用剤をアトピー治療の第一選択薬とする」という明確なポリシーを打ち出した「アトピー性皮膚炎治療ガイドライン」を策定し、社会に公知することで、医療現場での混乱の沈静化につとめたのです。

混乱を沈静化するというポリシーは理解できるのですが、ほんとうに副作用の実態をきちんと調査し把握した上での判断だったのかは疑問が残ります。この日本皮膚科学会の政策決定は、後述のように

＊6　アトピービジネス　従来のアトピー治療に希望をもてなくなった患者を対象に、高額の健康食品や化粧品を売りつけ、荒稼ぎする業者が存在する。そういったアトピー患者を食い物にするビジネスをいう。

に、多くの置き去りにされた問題を生むことになります。

また、ほぼ同時期に、免疫抑制剤[*7]であるタクロリムス[*8](FK506)を主成分とした外用剤「プロトピック[*9]」が、1999年に認可されました。プロトピックは、ステロイド外用剤の副作用の一つである毛細血管拡張を起こさないので、顔に使うのに適しています。そんなわけで、医師たちは、(特に顔の)アトピーのコントロールに自信を深めたでしょうし、赤い顔に悩みつづけた患者たちも、プロトピックの登場を歓迎したと思います。しかし、やはりステロイド同様、患者はこの薬を休薬することが難しく、副作用を懸念する患者も多いのが現状です。

こういった一連の動きの中で、ステロイドの副作用を重視し、ステロイド外用剤をスタンダードとした標準治療[*10]の道を選ばない医師たちも現れました。こういった医師たち(ステロイド離脱[*11]を支援することが多いため、「脱ステ医[*12]」と呼ばれることもあります)は、ステロイドバッシングの時代には、一般の人からは脚光を浴びたのですが、ガイドラインの公表とともに、事実上、日本皮膚科学会の中心的位置から追放されることになってしまいました。

「脱ステ医」の受難はそれだけにとどまりません。「ステロイドを否定したために患者を混乱させた」と医学界から指弾され、アトピービジネスと同格にあつかわれることすらあったそうです。ステロイドを使わないでアトピー治療をするのは、患者の目から見ても、医師側に大変な忍耐を要求するものですし、保険診療の範囲内で行っていると、その割に利益も多くないそうなのです。それをアトピービジネスと同等にあつかったり、加担したかのように非難するのは、あまりにも不公平なように思われます。問題の根は、はるかに深く複雑だと私は考えています。

■標準治療の場から去っていった患者たち

さて一方、ステロイド外用剤の使用に警鐘を鳴らしたマスコミでしたが、今やかつてのステロイド騒動など影も形もありません。テレビや新聞などの報道でも、医師を中心とした医療関係者の「アトピー治療には薬をうまく使おう！」という記事ばかりが、みられるようになりました。こんな中、肝心の患者たちはどうなったのでしょうか？

結果として、ステロイド外用剤の副作用に悩む患者の多くが、標準治療の場から去っていったこと

＊7　免疫抑制剤　免疫反応を抑制、あるいは阻害する薬剤をいう。臓器移植の拒絶反応や自己免疫疾患、難治性の炎症性疾患に用いられる。

＊8　タクロリムス　免疫抑制剤の一種。臓器移植の拒絶反応の抑制やアトピー性皮膚炎の治療薬として用いられる。

＊9　プロトピック　アトピー治療に用いられる免疫抑制剤の外用剤。成人用にはタクロリムス0・1％、小児用には0・03％が含有されている。

＊10　標準治療　ステロイド外用剤を第一選択とする「アトピー性皮膚炎治療ガイドライン」にそった治療法をいう。「薬物療法」「スキンケア」「悪化因子の検索と除去」を治療の三本柱としている。しかし、実際の診療では悪化原因の検索は不十分になりがちである。

＊11　ステロイド離脱　アトピー性皮膚炎で、ステロイド外用剤を連用するうち、ステロイドなしには症状がコントロールできなくなり、さらにステロイドを使用することで、副作用を増幅させることがある。その悪循環から抜け出すために、ステロイドの使用を中止することをいう。俗称「脱ステ」。

＊12　脱ステ医　ステロイド離脱をサポートしてくれる医師のことを指す俗称。ステロイド外用剤をアトピー治療の第一選択としていない医師全体をさすこともある。

は想像に難くありません。標準治療の病院に行っても、ステロイドが出されるだけですから。医療不信に陥り、病院自体に通わなくなった人もいるし、ステロイドを使わない医師のもとに通うようになった人も多くいることでしょう。

このように、患者のステロイドに対する感覚のちがいによって、はっきりとした棲《す》み分けが進行していったようです。結果的に標準治療の場に訪れるのは、ステロイド外用剤を使っても問題のない患者たちか、あるいは、副作用を感じながらも、まだそれほど深刻な状況にいたっていない患者たちが、より多くなっているように思われます。もちろん、そういった患者はたくさんいるでしょう。しかし、標準治療を施す病院では、そこに訪れない患者たちの実態については、ほとんどわからなくなっているのが実情ではないでしょうか。

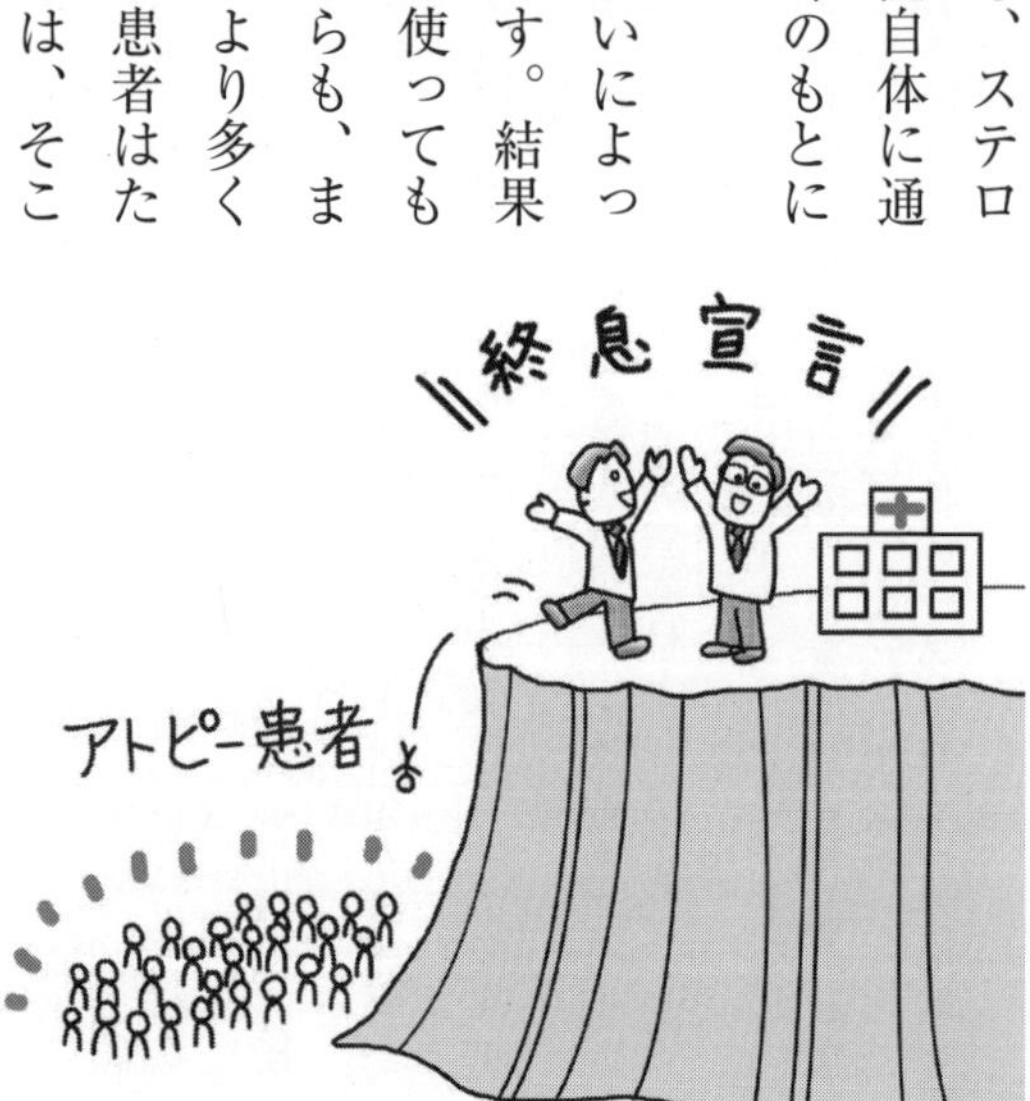

そんな中、日本皮膚科学会では、「ステロイドバッシングの時代は過ぎ去り、治療の混乱期は終焉を迎えつつあります」といった終息宣言が出されています。でも、その終息宣言は、標準治療の場に訪れる患者をみて、出されていると思われます。今そこにいる患者たちも、ステロイド治療がうまくいかなくなれば、静かにその場を去っていくかもしれないのです。そういったアトピー患者をふくめてみないで、「ステロイド外用剤を第一選択にするのには問題がない」とか「ステロイド忌避の傾向

は終息した」と結論づけることに、私は強い疑問を感ぜずにはいられません。

4　そもそもステロイドって何？

■治療に用いられるグルココルチコイド

前節までに、ここ数十年のアトピーの歴史を振り返ってみました。これまでクローズアップされた問題に迫るには、ステロイドという薬をよく理解しなければなりません。

そもそも「ステロイド」というのは、「ステロイド骨格」[*13]をもつたくさんの化学物質の総称です。身近な例では「コレステロール」もステロイド骨格を持つステロイドの一つなのです。数あるステロイドの中でも、アトピー治療に用いられるステロイドは、副腎皮質ホルモン[*14]、その中でも、グルココルチコイド[*15]と呼ばれる種類です。この本で「ステロイド」というときは、このグルココルチコイドをさすと考えてください。

さて、ステロイド外用剤にふくまれているのは、天然の副腎皮質ホルモンとよく似た構造の化学合

＊13　ステロイド骨格　ステロイドが共通に持つ基本骨格をいい、シクロペンタヒドロフェナントレン核をさす。炭素6つの輪が3こ、5つの輪が1こ連なった構造をしている。

＊14　副腎皮質ホルモン　副腎皮質から産出されるホルモンをいう。グルココルチコイド、ミネラルコルチコイド、それから一部の性ホルモンがふくまれる。

＊15　グルココルチコイド　副腎皮質ホルモンの中でも、糖代謝・免疫調節などに関係する一群を指し、糖質コルチコイドとも呼ばれる。アトピー性皮膚炎の治療に用いられるタイプのステロイド。

成物質です。ですから、ステロイド外用剤のチューブには、「外用合成副腎皮質ホルモン剤」と記されているのです。

化学合成されているというと抵抗を感じるかもしれませんが、私たちが使う薬の多くが化学合成されています。天然物から抽出される生薬に比べ、製品としてコントロールしやすく、不純物も少なかったりして、実はかえって安全なケースも少なくありません。ですから、化学合成されていること自体は、それほど大きな問題ではないのです。

化学合成で問題があるとすると、天然にはあり得ないずっと強力な薬剤を合成することができる点にあります。ステロイド外用剤には[*16]5つのランクがありますが、上のランクになりますと、天然の副腎皮質ホルモンの何万倍以上もの効果をもっているのです。

ホルモンというものは、生体内でごく微量で働き、生命のバランスを保つ働きをしています。ホルモンを

アトピー性皮膚炎の治療によく用いられる主なステロイド外用剤とその強さ

薬の強さ	製品名	成分
最強（ストロンゲスト）	デルモベート	0.05%　プロピオン酸クロベタゾール
	ジフラール、ダイアコート	0.05%　酢酸ジフロラゾン
次強（ベリーストロング）	フルメタ	0.1%　フランカルボン酸モメタゾン
	アンテベート	0.05%　酪酸プロピオン酸ベタメタゾン
	トプシム	0.05%　フルオシノニド
	リンデロンDP	0.064%　ジプロピオン酸ベタメタゾン
	マイザー	0.05%　ジフルプレドナート
	ネリゾナ	0.1%　吉草酸ジフルコルトロン
	パンデル	0.1%　酪酸プロピオン酸ヒドロコルチゾン
強（ストロング）	ベトネベート、リンデロンV	0.12%　吉草酸ベタメタゾン
	フルコート	0.025%　フルオシノロンアセトニド
	プロパデルム	0.025%　プロピオン酸ベクロメタゾン
中（ミディアム・マイルド）	リドメックス	0.3%　吉草酸酢酸プレドニゾロン
	ケナコルトA	0.1%　トリアムシノロンアセトニド
	アルメタ	0.1%　プロピオン酸アルクロメタゾン
	キンダベート	0.05%　酪酸クロベタゾン
	ロコイド	0.1%　酪酸ヒドロコルチゾン
弱（ウィーク）	プレドニゾロン	0.5%　プレドニゾロン
	コルテス	1.0%　酢酸ヒドロコルチゾン

(注)リドメックスは、中ランクではなく、強ランクに分類されていることも多い。

外から与えつつ、バランスを崩さないようにするのは、実は意外に難しいことなのです。なぜなら、生命は、外からホルモンを与えられることを想定して進化してきてはいないからです。外から非現実的な力をもつ人工の合成ホルモンが与えられる、というのは、生命からすると超ビックリ！の想定外の出来事なのです。

ステロイドは、合成副腎皮質ホルモン剤にしろ、私たちの体内で作られる副腎皮質ホルモンにしろ、ひじょうに多くの作用をもちます。体内の糖質やタンパク質の代謝の調整、電解質（カリウム・ナトリウム）の代謝の調整、カルシウムや骨の代謝の調整、免疫抑制作用・抗炎症作用などです。すべてが、生命の根幹を支える作用です。実際、ステロイドが体から完全に枯渇すると、人は速やかに死にいたります。

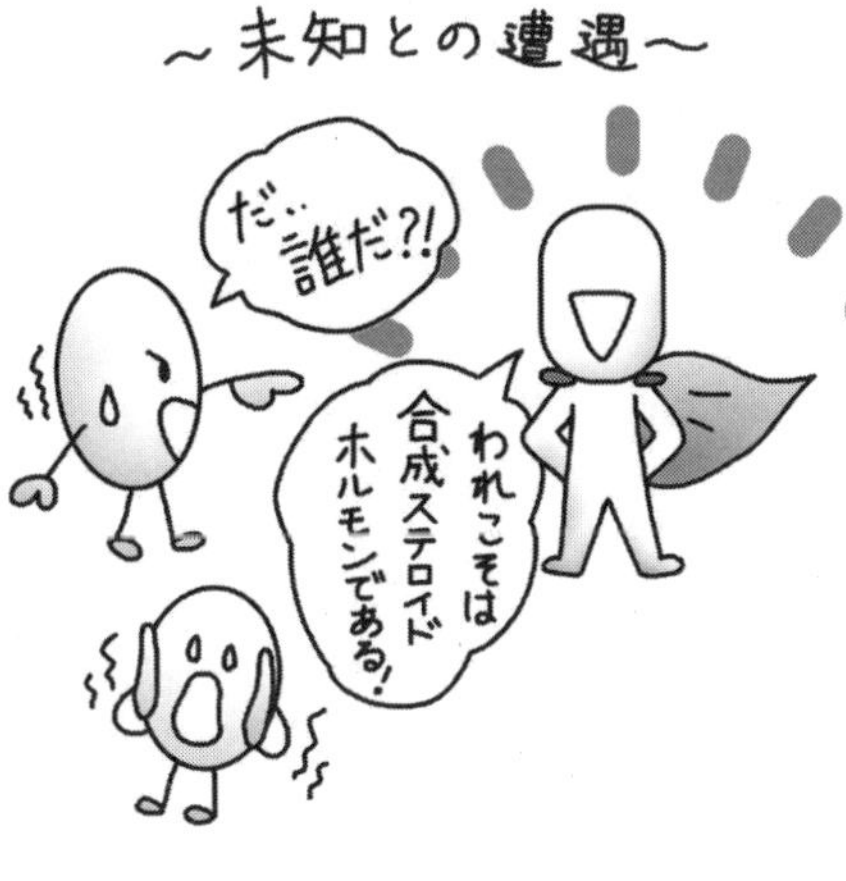
～未知との遭遇～
だ‥誰だ?!
われこそは合成ステロイドホルモンである！

少し大げさな話になりましたが、これらの作用の中で、アトピーにステロイドが使われるのは、免

＊**16　ステロイド外用剤の5つのランク**　ステロイド外用剤は、薬の強さによって、最強（ストロンゲスト）、次強（ベリーストロング）、強（ストロング）、中（ミディアムあるいはマイルド）、弱（ウィーク）の5つのランクに分けられる。症状の部位や強さに応じて、どのランクのステロイドを使い分けるかが重要だといわれている。表「アトピー性皮膚炎の治療によく用いられる主なステロイド外用剤とその強さ」26ページ参照。

疫抑制作用・抗炎症作用の効果の故です。つまり、ステロイド外用剤は、「アトピーそのものを治療する薬」ではなく、「症状を抑える薬」といえるのです。

■ステロイドは細胞の司令塔

それにしても、どうして、ステロイドはこんなにたくさんの作用をするのでしょうか。ステロイドは、いろいろな細胞に〈受容体〉というものを持っているのです。受容体というのは、スイッチみたいなものです。ステロイドは、細胞内にある受容体のスイッチを押して、指令を出す役割をもつのです。人の体には、200種類以上の細胞があるといいますが、ステロイドは、その多くの細胞の中にスイッチ（受容体）を持っていて、たくさんの細胞に命令を出すことができるのです。こうして、ステロイドは、生命活動において、司令塔のような役割を担っているのです。

ステロイド治療というのは、それが外用剤だろうが、内服だろうが、注射だろうが、体内の自律的な指令に取って代わって、外から強い指令を出すこととおなじです。ときに、それは死に瀕した人の命を救います。ステロイドの投与なしには救えない命もあるのです。

しかし他方では、その劇的効果故に、使われすぎてしまうきらいもあります。特に慢性疾患の場合、ステロイドを投与しつづけることは、外から指令を与えつづけることであり、体の方は自律的にバランスをとろうとする性質（これを「恒常性」と呼ぶのですが）を失っていってしまいます。

これはなにも、副腎皮質ホルモンを作る副腎が萎縮してしまう、という話だけではないのです。たとえば、ステロイド外用剤を連用するなら、たとえ副腎への影響が少なくても、皮膚の細胞の恒常性も乱れてしまう、と考えるべきだと思います。副腎の顕著な萎縮を招かない程度のステロイド外用剤の塗布（たとえば、ロコイド[*17]程度の弱いステロイドを体の一部に使うなど）であっても、ステロイドをやめたときに激しいリバウンドを起こすのは、皮膚の細胞の恒常性が乱れたためかもしれません。ステロイド外用剤は、その作用の広さと効果の強さ故に、けして使い方が簡単な薬ではないのです。

■自己判断で塗らなければいけない

ステロイド外用剤の難しさは、まだあります。内服ならば、1日何回、と定められたとおりに薬を飲めばいいし、注射や点滴なら、医療従事者の手によってなされます。しかし、外用剤の場合、薬は医師から患者へ手渡され、後は患者が自分で判断して塗らなければなりません。患者はどのランクのステロイドをどこにどのくらいの量塗るべきなのか、どの程度の症状なら薬を塗るべきで、どの程度なら塗らずに放置すべきなのか、毎日自分で決めなければならないのです。私自身、だんだん薬の効きが悪くなり、症状が悪化していく中で、「これなら1ランク上の薬を塗るべき？　でも、顔にこれはあまり塗るな、って言われたし。どのくらいなら塗っていいのかな？」と、途方に暮れた経験があります。

また患者は、診療に行くたびに、次から次へといろいろなチューブをもらったりしますが、チュー

＊17　ロコイド　「中」ランクの合成副腎皮質ホルモン外用剤（26ページの表参照）。

ブにはカタカナの名前が書いてあるだけで、ステロイドのランクも示されていません。それだけでなく、薬を処方する際、まったく指導しない医師も多いのです。

「外用剤は、きちんと使用すれば安全」という話ですが、こういった状況の中で、患者はほんとうに〈きちんと安全に〉ステロイドを使えるのでしょうか。患者側として言えば、それはとても難しいことのように思います。患者としては、せめてステロイドのランクだけでも、チューブに貼ってほしいと思うのです。

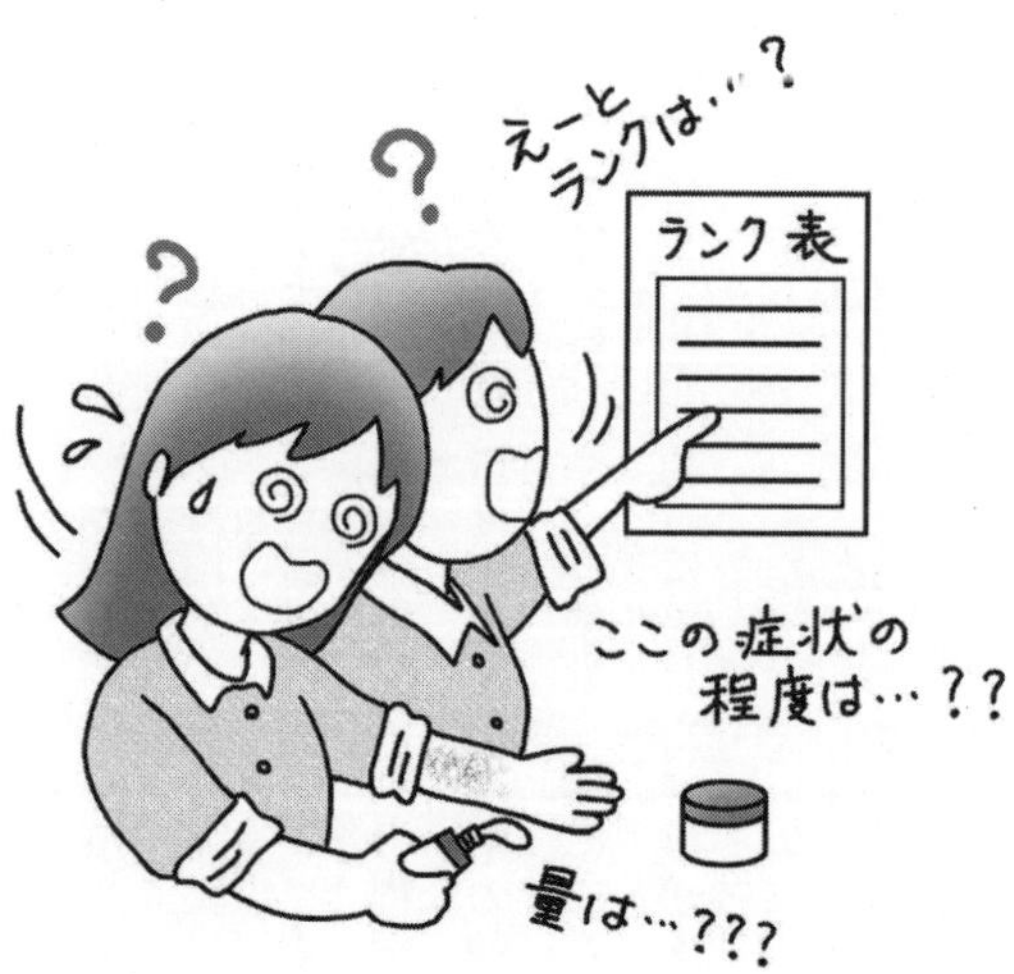
えーと ランクは…？
ランク表
ここの症状の程度は…？？
量は…？？？

5　置き去りにされた問題

■よい薬の条件

ちょっとここでステロイドから離れ、一般的な「薬の効果と副作用」について考えてみましょう。つまり、よい薬ってどんな薬なのでしょうか？

薬の条件には、もちろん、悩んでいる症状がよくなることが大切でしょう。しかも、患者さんたちに効けば薬としての価値も上がります。そして、もう一つ大切なのは、望まない作用、つまり副作用があまり起きないこと、また、その副作用が深刻でないことが挙げられるでしょう。

もし、１００人の患者さんのうち、１人が副作用を受けるとしたらどうでしょうか？　この薬は使われるべきでしょうか。99人にすごく効果があり、１人だけは副作用が出てしまうとしたら、99人の利益を１人と不利益のためにあきらめてしまうのは、ちょっと惜しいでしょう。

しかし、もしこの１人の副作用が、命にかかわるものだったらどうでしょうか。１００人のうち１人が死ぬかもしれないとしたら、いくら99人に効くとわかっていても、使用はためらわれるはずです。お医者さんも、自分の処方で患者さんが亡くなれば責任問題ですから、こういった薬は使えないと感じるのではないでしょうか。

それでは、１００人のうち１人が死なないまでも、社会生活が営めないほどの副作用を受けてしまうとしたら？

いくら死ななくても、患者側からすれば、それも困ってしまいます。たとえ１％の確率でも、使うのは、はばかられる気がします（私はこの例が、アトピーにおけるステロイド外用剤のケースに近い気がしています）。

それでも、この薬を使ったら重篤な副作用を受ける人たちがあらかじめわかっているとしたら？　この人たちだけがこの薬を使わず、効果のある人たちだけがこの薬を使えばいいわけです。

このように、一つの薬が薬としてよいか悪いかは、いくつもの要因があることがわかります。

■解明されていない副作用の深刻さ

それでは、アトピーとステロイド外用剤に話を戻してみましょう。おそらく、ほとんどのアトピー患者に、ステロイドはよく効きます。少なくともステロイドの使いはじめのうちは、ほとんど魔法のように症状は消えてしまいます。その点、この薬はひじょうに優秀です。

ならば、通常のアトピー治療において、ステロイドの副作用はどの程度深刻なのか、何%くらいの人が副作用を受けるのでしょうか。おそらくは、ステロイド外用剤の副作用で、直接亡くなる人はほとんどいないでしょう。しかし、たくさんの患者さんたちが、いろいろな場で、ステロイドの副作用が原因で、生活が著しく阻害されたことを訴えているのです。少なくとも、一部の患者に多大な影響が出ているのはまちがいないようです。

それでは、実際の医療現場では、その副作用について、どの程度わかっているのでしょうか。残念なことですが、こういった観点からは、患者側も納得いくような調査はほとんどなされなかったと考えられます。アクセスできる資料はほとんどありません。副作用の程度の深刻さや、副作用を受ける人の割合については、私たちが日常的に使うステロイドのレベルや使用期間であっても、あまり解明されていないのが実情なのです。

本来なら、激しいステロイドバッシングの時代に、そういったことがきちんと検証されるべきでした。しかし、こういった時期をくぐりぬけた割には、標準治療を施す医師たちから出されているコメントは、大ざっぱで感覚的です。

「外用剤では、そんな深刻な副作用は起きない」

「外用剤で副作用が起こるのは、１０００人に1人か1万人に1人くらい」

「副作用が起こるのは、患者が市販薬を使ったり、皮膚科医以外の処方のせい」

こういったことが事実ならそれでいいのですが、その根拠はいったいなんなのでしょうか。

また、標準治療を施す医師たちはよく「ステロイドは適切に使えば問題は起きない」と一般書などにも書いていますが、実際に問題が起きてしまった患者さんがどう対応すべきかについては、記述がほとんど見当らないのです。患者はこの点をもっとも知りたいと思っているのです。

■長期使用の安全性を示す証拠

EBM[*18]データ集という臨床試験をまとめたものをみますと、長期投与の臨床試験（長期使用の副作用を見ているもの）は海外の臨床試験をふくめても、例が少なく、試験の期間も短いのです。このデータ集には、3～4週間が1件、18週が1件、20週が3件、25週が1件、6カ月が1件、44週が1件載っているだけです。

実際、この臨床試験の短さに驚かれる方も多いことでしょう。なにしろ、患者は年単位で薬を使う

＊18　**EBM**　EBMはevidence-based medicineの略。臨床疫学研究のデータを元に、もっとも科学的根拠のある（つまり、治る可能性が高いと考えられる）医療を行う方法論。その結果、データのみではなく、医師の技能、患者の価値観、保健資源（個々の患者が地域社会の中で利用できる保健医療のこと）といった要素を統合することをめざす。

のですから。しかも、この臨床試験では、副作用が見られる例もふくまれています。つまり、患者たちには知らされていませんが、ステロイドの長期使用の安全性を示す証拠（かっこよく「エビデンス」ともいいますね）など、実は存在しないのです。

副作用のひどさについても、ひじょうに強い苦痛を訴える患者が多い割には、医師の側にそれを軽視する傾向の強い発言が多く、驚かされます。ステロイド中止後に起こるリバウンドは、ときに危険を伴うほどの激しさで患者を苦しめますが、それすら「リバウンドとアトピーの悪化の区別はつかない」とか「リバウンドではなくアトピーの悪化だろう」といって、きちんとした検証がなされていないのです。

それならば、患者の体験をもっと真摯に取り上げるべき、と感じますが、そういったことは非科学的だということで切り捨てられることがひじょうに多いのです。ステロイドを使われる先生方の書かれたものをみると、ステロイドを無罪にするために躍起になる弁護人のような感じすらしてしまいます。問題は、ステロイドの無罪を獲得することではなく（あるいは、有罪にすることでもなく）、現実になにが起こっているのか、冷静に科学的に検証することなのではないでしょうか。

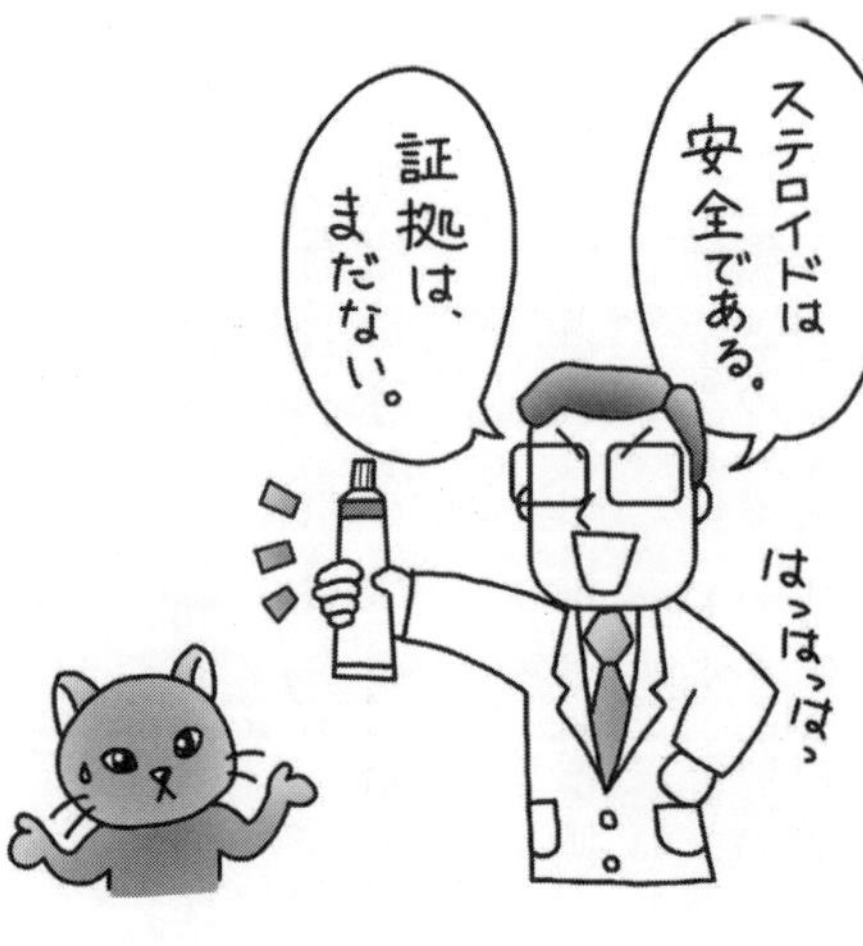
ステロイドは安全である。
証拠は、まだない。
はっはっはっ

もっとも、副作用がいくらひどくても、副作用を受けやすい人をあらかじめ特定できるなら、副作用を避けることができます。しかし残念ながら、ステロイドの場合、使ってみるまで、その患者さんに副作用が出やすいかは分かりません。

しかも、アトピーが重症な人ほど、どうしてもステロイドを多量に使用しなければならないので、副作用が出やすくなってしまうのです。（これは、ステロイドの副作用を熟知している標準治療を施す先生のコメントです）

さらに、リバウンドとアトピー性皮膚炎の症状はよく似ていて、区別できる皮膚科医はひじょうに少ないそうです。どうやら、ステロイド外用剤の副作用の症状である「酒《しゅ》さ様《よう》皮膚炎」[*19]も、単純に「アトピー」と診断されるケースが増えているようなのです。

このような多くの不確実性とリスクをかかえたステロイド、ほんとうにアトピーの標準治療薬として、第一選択薬として、使うべき薬なのでしょうか。患者としては、使いこなすつもりが使わずにはいられなくなってしまうような不安を感じるのですが、お医者さんたちはどうお考えなのでしょうか。患者側からみれば、そのリスクの大きさはとても無視できず、避けられるのなら避けたい薬、と考える人も多いと思うのですが……。

＊19　酒さ様皮膚炎　顔面に長期にわたってステロイド外用剤を使用した場合に起こる副作用の一つ。鼻や頬を中心に、毛細血管が拡張して赤ら顔になる、痒みのあるぶつぶつができるなどの症状が起こる。ステロイド外用剤の中止が必要だが、悪化が避けられないため、ステロイドを中止できない場合が多い。「治療現場では、酒さ様皮膚炎とアトピーが見分けがつかず、ステロイドで治療しつづける医師も多い」という皮膚科医の証言もある。

■数十年後の体に向き合うのは患者自身

アトピーは高年齢化し、重症化しています。それは、医学界の重鎮と呼ばれる方たちも認めることです。そして、こういった変化は、ステロイド外用剤の治療の浸透と時をおなじくして起こっているのです。「ステロイドを使いたがらない風潮がアトピーの重症化を招いている」という意見もあります。しかし、ステロイドなどなかった時代には、これほどまでに重症化するアトピーは、ほとんどなかったといいますから、この意見は、やや的はずれかと思われます。

もちろん、ここ数十年の私たちの生活の変化は、ひじょうに大きなものですから、ステロイド外用剤だけを悪化要因として吊るし上げるのはまちがいです。しかし、合成された強力なホルモンを外から与えることは、ヒトの進化の過程でもあり得なかったことであって、それは患者の皮膚にとって多大な変化であり、アトピーの悪化原因の候補として、きちんと検証されるべきことなのです。

私たちは、こういった状況をふまえ、自分の体（あるいは、患者がお子さんである場合は、そのお子さんの体）にもっとも良い選択をしていかなければならないと思います。しょせん、10年後、20年後、50年後の患者の体に向き合うのは患者自身です。「お医者さんが大丈夫と言ったから」といっても、数十年後にお医者さんは責任をとれないのです。

ステロイドを使う選択をするならば、慎重に使う医師と、きちんと話し合いながら使用すべきでしょう。そのようなお医者さんもたくさんいます。そういうお医者さんたちなら、副作用を出す確率はかなり低くなると思います。

もし、使わない選択をするとしたら……それはそれで難しい道ですが、この本では、そういった選択について、述べていきたいと思います。いずれにせよ、選択するのは、最終的には患者本人（患者がお子さんであっても、いずれは成長していくわけですから）であるべき、と私は思うのです。

第2章

一人の成人アトピー患者として生きて

――選択としての〈ステロイド離脱〉――

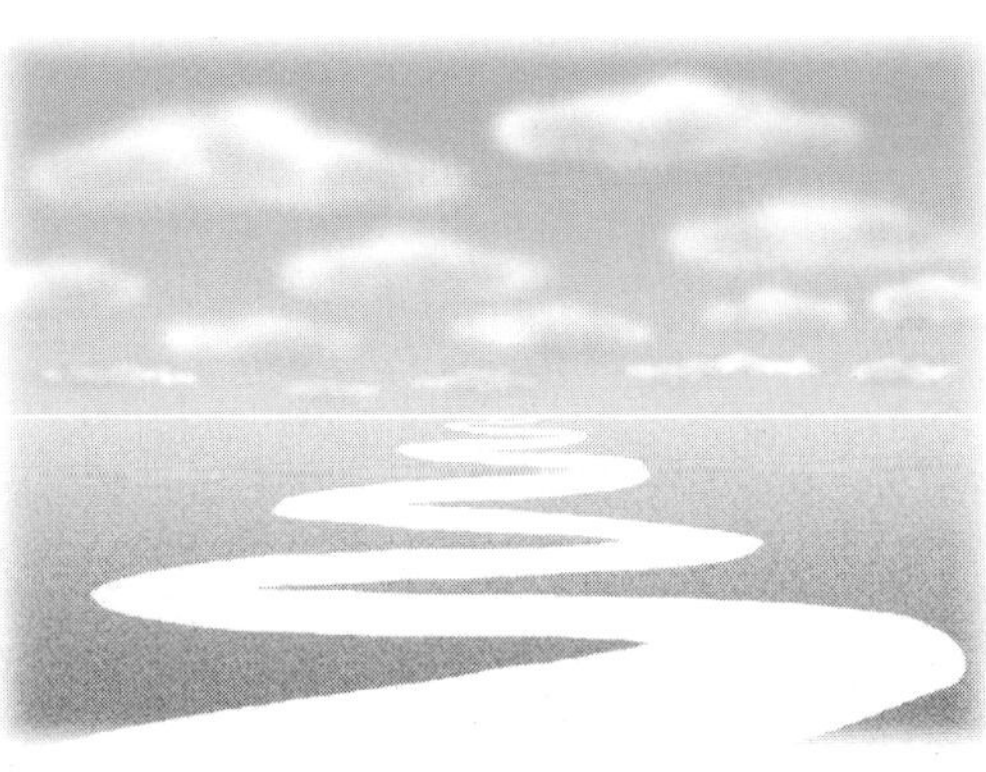

この章では、まず、私自身のアトピー歴について述べたいと思います。私のアトピー遍歴は長く、そしてちょっぴり複雑です。

10代後半、何も知らずに処方されたステロイドを使用していた時期。

20歳のころ、ステロイドをやめようやめようともがいた時期。その後の、薬の使用なく過ぎた10年ほどの安定期。

30代、再悪化にやむなくステロイドに戻り、ステロイドやプロトピックを中心とした標準治療に賭けた時期。

40歳になってやはり使いこなせずに離脱を試みた時期。

こんなふうに、薬剤をめぐる私のスタンスは、大きく変化してきました。かなり遠回りをしましたが、だからこそ、ステロイドを使うお医者さん、使わないお医者さん、使う患者さん、使わない患者さん、いろいろな立場を理解できるようになったと思います。私の例は単なる一例に過ぎませんが、いろいろな試みをしている私の病歴が、病に立ち向かうなんらかのヒントになればと願っています。

1　思春期での発症――いつの間にか処方されていたステロイド

■ニキビに悩まされ皮膚科に通いはじめる

私は、１９６４年、東京オリンピックの年に東京で生まれました。健康優良児だった5歳年上の兄に比べると、幼少期は食の細い華奢《きゃしゃ》な子どもでした。祖父母をふくめた６人の同居者の中で、いちばん幼いメンバーだったせいもあって、私は愛情をたっぷり受けながらも、やや過保護に甘やかされて育ったように思います。それでも、母の話では、おむつかぶれなど、皮膚の弱さを感じさせるものは特になかったそうです。

記憶が定かではありませんが、小学校に上がるころからか、冬場にときどき、肘《ひじ》と膝《ひざ》の内側に湿疹ができました。まぎれもなくアトピーの症状です。といっても、そういった子どもはほかにもいて、病気とも思わず、病院に通うこともありませんでした。母は、オリーブ油を塗り、ベビーパウダーをはたいてくれたのですが、処置といえる処置はそれぐらいのものでした。

思春期にはいると、私の湿疹は出てくることもなくなりましたが、今度はニキビに悩まされるようになり、父の友人であるM皮膚科に通うようになりました。清潔にするよう言われていた私は、一日何度も洗顔をし、かえって肌を痛めていたようです。

ある日、私は自分の右目の下に、小さな発疹を見つけました。M皮膚科に行った際、私はついでのことと思い、「ここに痒《かゆ》いものができたんですけど」と言いました。先生は、すぐに白い10ｇ入りのチューブを処方してくれました。そのチューブには名前や成分も書かれておらず、その薬が何かも知らされなかったのです。「目の中に入れないように」という以外は、使用法の説明もありませんでした。

この薬を塗ると、すぐに赤い発疹は消えましたが、ややもするとまた戻ってきて、しかも湿疹の範囲は広がっていきました。医師は、その肌荒れにおなじ薬を処方しつづけましたが、その間、使い方の説明を受けた記憶はありません。薬を塗るといったん肌荒れがはじまり肌がきれいになるので、いつの間にか毎日のようにその薬を使いつづけ、おそらく2年ぐらいの時間がたっていました。

でも、なんだか妙なのです。一つは、薬をつけるようになり数カ月したころから、急に顔がのぼせるように赤くなるようになったことです。ニキビはだいぶよくなっていたのですが、湿疹は悪くなっていく一方で、薬も以前より多く使わなければならなくなっていました。薬に対する無知もあって、私は、この薬をなんの制限もなく、保湿剤[*20]のように塗っていたのです。

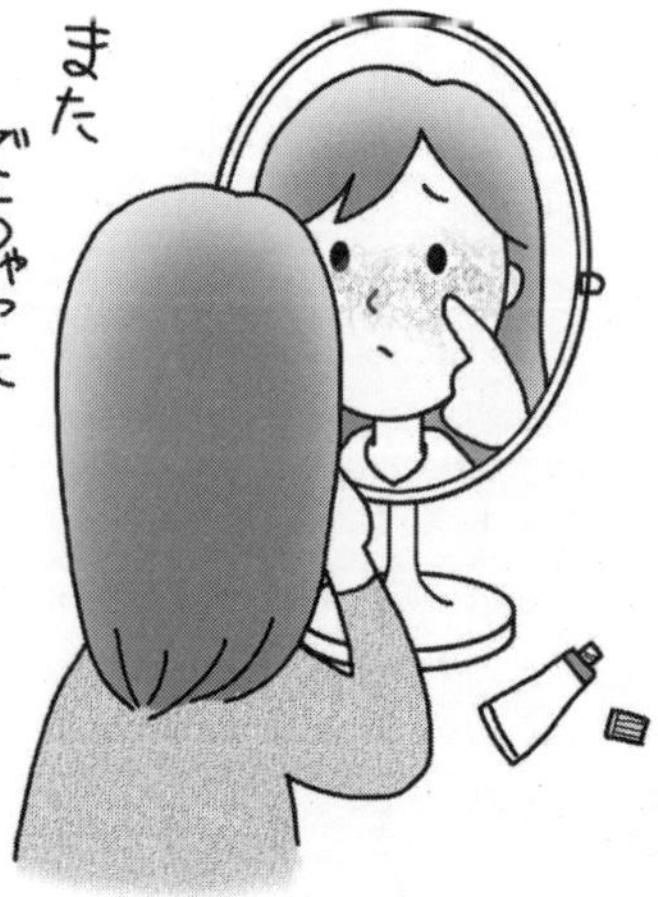

■ステロイドを顔面に塗りつづけていた2年間

不安定な肌の状態が続くことに不安を感じ、私は皮膚についていろいろ調べるようになりました。治療薬の中に、「外用合成副腎皮質ホルモン剤」という薬があり、皮膚の炎症に対しては著効ではあるものの、長期使用には向いておらず、顔面の使用には特に注意を要する、といった記述を医学雑誌だったか、皮膚科医の書いた本にみつけたのもこのころです。

その一例として、水商売の女性が化粧下にロコイドを使いつづけたことで起きた症例が挙げられていました。ロコイドは、薬の強さからいうと、5段階のうち弱い方から2番目のランクのステロイドです（26ページの表参照）。その写真の顔はお化けのように腫《は》れ上がり、直視できないほど無惨なものでした。薬でこんなになるとは……と私は衝撃を受けたものです。

それからほどなくして、ある日突然、転機が訪れました。M皮膚科の処方が、院内処方から院外処方にかわり、自分の処方され続けた薬がまさにその「ロコイド」であることを知ったのです。私は、その薬を、なんの注意もせずほぼ毎日のように2年以上、顔面に塗りつづけていました。私の皮膚になにも問題が起きていないのならともかく、異常な皮膚の不安定さや不気味な赤みなど、思いあたる節は多かったのです。私は、そういった薬をなんの説明も注意も受けずに処方されたことに、ショックと怒りを感じましたが、とにかくやめてみたらどうなるのか、知りたいと思いました。

ためしに薬をやめて起こったことは、まさに驚愕《きょうがく》の出来事でした。私の顔は無惨に腫れ上がりはじめ、目はふさがり、顔から汁が流れはじめました。朝起きて鏡を見て、何が起こっているのかわからなかったくらい、すごい変化だったのです。おまけに激しい痒みを伴い、我慢して掻かずにおられるようなものではありませんでした。その症状は、ステロイドを化粧下に使っていた女性の写真に、よ

＊20　保湿剤　標準的な治療では、アトピーの原因の一つは皮膚の乾燥（あるいは、皮膚のバリア機能の障害）であるとしている。そして、皮膚の乾燥を防ぐために、保湿剤の塗布を勧めている。主な保湿剤としては、ワセリン、プロペト、ヘパリン類似物質（商品名「ヒルドイド」）、尿素軟膏などが挙げられる。市販されるものには、特殊な効能を謳ったものが多いが、実際の効果は不明である。

く似ていました。

そのころはインターネットもなく、患者から発信される情報は集めようもなかったのですが、私は、この症状の異常な悪化が、今まで使用してきたステロイド外用剤とは無関係だとはとても思えませんでした。

しかし、M先生は、「この薬のこの量で、副作用が出るはずはない」の一点張りだったので、家族も私の懸念に耳を貸してくれませんでした。

このハプニングは、1982年、大学の入学式の直前に起こったので、私は入学式にかなり腫れた顔で出席する羽目になりました。それは、私の漠然とした不安が確信に変わりはじめた瞬間であり、長く続く悪夢の序章でもあったのです。

2　七転八倒の大学時代
――ステロイドをやめたい！　でもやめられない！

■家族にこそ耳を傾けてほしい患者の声

それほどひどくもない肌荒れにステロイド外用剤を連続使用し、その結果、症状がよくなるどころか、薬をやめたとたん激しい悪化をみた私は、心底この薬を使いたくなくなっていました。ところが、私の両親や医師は、薬をやめるという私の選択をいっさい認めてくれないのです。いくら私が、つぶさに症状を観察し、皮膚科の本を勉強したからといって、プロの専門医からみれば、なんの価値ある証言にもならなかったのでしょう。家族には「医者や科学者でもないのに、理屈を言うな」とよく叱られたものです。（ちなみに私の父は、自然科学系の科学者でした）

今思えば、両親からすれば、薬さえ塗れば症状が治まるわけだし、腫れた顔の娘を見ているのはつらかったのでしょう。しかし、薬を塗らないという選択権のない私は、精神的に追いつめられていくばかりでした。

薬をやめたいと切望しながらも、薬を塗らなくなると決壊するように悪化します。そのたびに、家族からは薬を塗るように強く言われ、私は、その場しのぎと知りながら、悪化因子と疑っているステロイド外用剤を塗るしかありませんでした（ちなみに症状は顔だけに出ていました）。

このころの私は、皮膚の状態と薬の関係をよく観察するようになっていました。薬を３日塗らないと、その前の状態がどうであれ、症状は吹きだすように現れました。薬で症状を〈コントロールする〉、つまり症状を暴走させないというより、単に薬に依存しているだけではないか、と私は疑いはじめていました。このまま薬で症状をコントロールすることは、薬への依存を深めるだけではないのか、と私はひどく不安になっていったのです。ちなみに保湿剤として出されたものは、ほとんどすべて症状をより悪化させるようでした。

私は、この観察を医師や家族に伝えようとしましたが、どうしてもうまく伝えることはできませんでした。生命科学の研究者となり、多くの理屈を身につけた今でも、私はこういったことを信じない人たちに、自分が体験したことをうまく伝えることは難しい、と感じています。だから、一介の大学生だった私が、その体験を伝えようとしても伝わらなかったのは、仕方がないことだったかもしれません。

しかし、患者は、ひじょうに鋭い感覚をもって、自分の身に起こることを連続的に観察しています。そういった患者の観察を頭から否定してしまうのは、それこそ非科学的、非合理的ではないしょうか。特に家族には、こういった患者の観察に基づく言葉を「患者の戯言《ざれごと》」と切り捨てずに耳を傾けてほしい、と強く願います。なによりも患者を傷つけるのは、患者自身が感じる症状を、いちばん理解してほしい人たちから否定されることだからです。

■はじめてのプチ「ステロイド離脱」

結局、私は大学1年の冬、ステロイド外用剤をやめました。周りがなんと言おうと、自分一人でがんばって薬をやめようと心に決めたのです。当然皮膚は悪化し、両親は薬を塗るように迫ったのですが、私は塗っているふりをして、そのまま放置しました。ほぼ1週間のサイクルで、顔が腫れあがり、そして少しだけましになったりして、2カ月近くが過ぎました。

今から思えば驚くべきことですが、わずか2カ月で私の症状はステロイドのリバウンドと思われる症状をこえたのです。不安定ではあるものの、吹きあげるような悪化の時期は過ぎていきました。おそらくは、私がまだ若く回復力があり、使用した薬も弱く、使用量そのものも少なかったことが、その速やかな回復の理由だったように思います。

しかし、その後の私の肌は長いこと落ち着きませんでした。これが私のもともとのアトピーの症状だったのか、それとも、ステロイド外用剤の副作用がまだ続いていたのか、おそらくはその両方だったのでしょう。しかし、まがりなりにも1年間、私は薬を使わずに、不安定ながらも吹き上げてくるような症状なしに、日々を過ごすことができました。これが私のはじめてのプチ「ステロイド離脱」の経験です。

しかし、私は、1年間ステロイドを使わなかったものの、大学2年生の冬、「なかなかスベスベの白い肌になってくれない」と不安定な皮膚の状態にいらだち、再度ステロイドを使うという選択をしました（今振り返れば、これは私が致命的にまちがった選択の一つであったように思います）。私の肌はそれほどひどい状態ではなかったものの、20代前半の女性としては、かなりみすぼらしい状況でした。頑強に薬を使わない自分がまちがっているのかも、先生のおっしゃるように、薬でうまくコントロールする、というのが正解なのかも、と私は迷いながらも自分を説得したのです。

このトライにより、運命は暗転しました。わずか3日、ロコイドクリームを使用しただけで、症状はすっかり消えたものの、その直後、以前経験したような激しいリバウンドが、私の顔を襲ったのです。ステロイド外用剤を塗っていないときには、不安定なだけで、こんな吹きだすような症状になったことはなかったのに。しかも、1年間ステロイドを使っていないのに、1回使っただけで、このようなリバウンドのように発疹が吹きだしたのです。

いくら皮膚がステロイドに依存するといっても、皮膚は新陳代謝が激しい臓器で、とっくの昔にステロイドを塗った肌は入れ替わっているはず。私は混乱しましたが、いずれにせよ、ステロイドを塗っていないときには起こらなかった悪化が、ステロイドを一回塗っただけで起こった今、もうステロイドを受け入れる心の余地はまったくなくなってしまいました。

■ぐるぐる巻きのミイラ人間〈密封療法〉

ここでまたも問題が起きました。家族が私の症状をコントロールしようと、乗りだしてきたことです。薬を使いたがらない私に手を焼いた両親は、もっと大きなK病院に私を連れて行くようになりました。これが私にはさらなる悪夢の転機となったのです。このK病院は、入院施設がついているために、私のアトピーが悪化すれば入院させられ、薬は先生か看護師が塗ることになったためです。こうやって、まがりなりにも残されていた私の〈薬を塗らない権利〉は、事実上完全に失われることになりました。私は、薬の袋小路に追いつめられてしまったのです。

薬を塗らなければ、悪化する。悪化すれば、薬が出され、塗らなければ、前の薬が効いていないとみなされ、もっと強い薬が出される。K病院では、薬を塗った上にリント布を貼り、包帯を巻いて、スパイダーマンみたいな網をかぶせる密封療法[*21]が行われました（これをされると、ミイラ人間のようで、見た目、かなり怖いものがあります）。さらに、K病院では症状が悪化すれば入院が待っており、その管理はますます強くなります。自分が悪化原因そのものと疑っている薬剤をやめる権利がないのです。

私は、ほとんど涙に暮れ、「どうしてもステロイドを使いたくない」と先生に訴えましたが、母は私の横で怒りだし、先生は、私が折れるまで30分でも１時間でも使ってこんこんと私を説得しようとしました。当然、私のあとには患者の行列ができます。私に、選択の余地などありませんでした。

先生は、私の〈ステロイド外用剤に対する誤解〉を解くべく、副腎皮質刺激ホルモンを注射することで、副腎機能の検査をすることにしました。その検査の結果、私の副腎は正常に働いており、皮膚の症状はステロイド外用剤の副作用ではない、と結論されたのです。それでも私は、ステロイド外用剤によって副腎そのものの機能が衰えることがなくても、外用剤特有の皮膚機能への副作用があるように思えてなりませんでした。

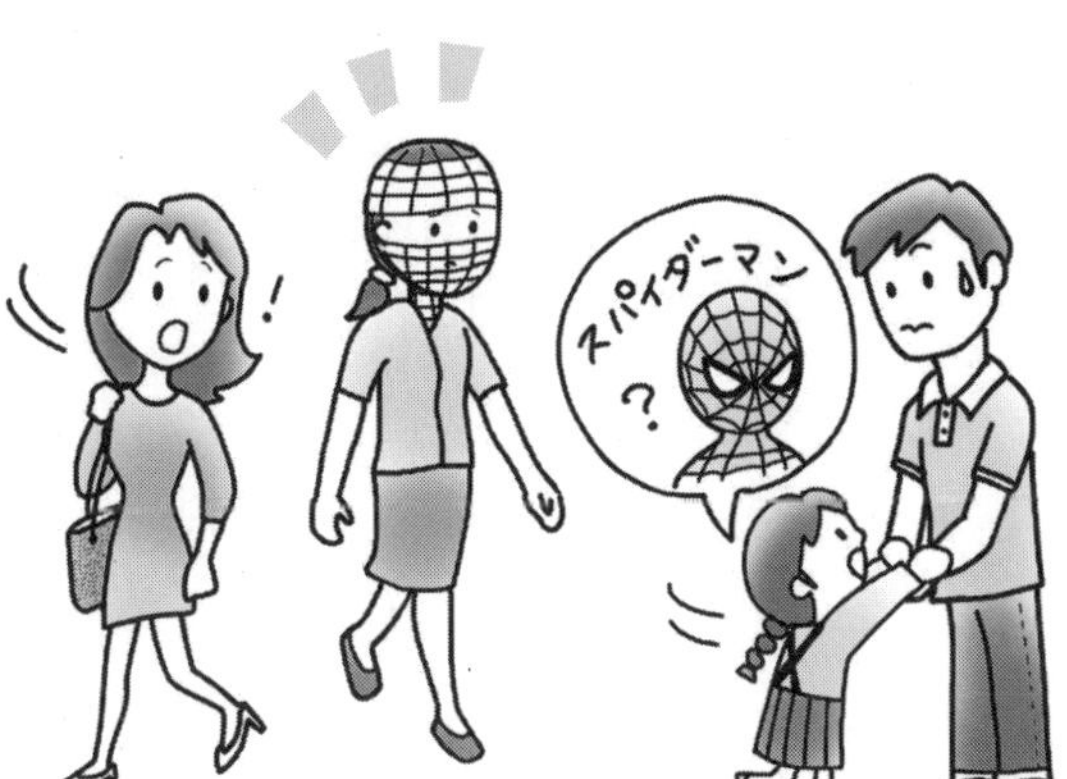

ここから、私の肉体的精神的地獄がはじまりました。ステロイドを使わなければ症状が暴発するからと、ステロイドを使用することを強要され、さらには入院させられ、グルグル巻きのミイラ人間

＊21　**密封療法**　外用剤を塗った上からプラスティックフィルムなどで患部を覆ってしまうことで、薬剤の吸収を高める方法。

〈密封療法〉まで施されてしまうのです。薬を塗れば、一時はよくなるものの、薬への依存を深めているという不安におののかなければなりません。

■失敗に終わったソフトランディングの試み

その地獄の中でも、私は必死にもがき、出口を求めてさまよいました。薬を塗らないという選択肢を認められなかった私は、うまく塗りながら自然に薬を減らし、薬に頼らずに生活できるすべを探しだそうと試みました。いわゆるソフトランディング[*22]の方法をためそうとしたわけです。

もし、ソフトランディングが可能なら、一気に薬をやめるより、この方がはるかに合理的であると思います。私は、こういった類の実験が好きで（その延長線上で、生命科学系の研究者という職業を選ぶこととなったわけですが）、いろいろなパターンで薬を減らす方法を考えました。

しかし、私のソフトランディングの試みは、完全な失敗に終わりました。単純にうまくいかないのです。どんなに薬で症状が治まったとしても、薬をやめて正確に3日後、症状は吹きあげるように出てきました。単に、しょぼしょぼと皮膚が悪化してくるという悪化ではなく、抑えられたものが一気に吹きだしてくる感じでした。それは、自然な病の悪化というより、薬の薬効が切れたことによる「ヤク切れ」のようにしかみえませんでした。ちなみに、このときも保湿剤は症状を悪化させるだけにみえました。

「薬が切れたら炎症が吹きだしてくる」。以前私が下した結論と同じ結論に私はいきつくこととなったのです。

20代のはじめという女性の肌がもっともきれいであるはずの時期に、この病気にとらわれていた私は、まるで耳元で時計が時を刻むのが聞こえるようで、ほんとうにノイローゼになりそうでした。若く、精神的耐久力もなかった私は、この状況の中で、次第に死の誘惑を感じるようになり、それに抵抗することも次第に難しくなってきました。いつしか、私は生きることに希望を感じられなくなってきたのです。

こういうことを書くと、「生きることが難しい難病と闘う人もいるのに、アトピーくらいで何を大げさな」という声も聞こえそうです。冷静に考えれば、まさにそのとおりなのかもしれません。しかし、これは経験しないとわからないことでもあると思うのですが、アトピーは、世間的に認知されているよりも、はるかに苦しい状態に陥る可能性をもった病だと思います。単に生きつづけようともがく中で、私の皮膚も心も、ボロボロになっていきました。

■「薬をやめた方がいいと思います」

どうにもならない苦しい状況が続く中、大学4年生だった86年6月、運命の転換は突如として訪れました。私の母が友人から、「都内で、重度のアトピーを治した開業医の先生がいる」と聞いてきて、

＊22 **ソフトランディング**　標準的な治療現場では、アトピーの症状がよくなってきたら、強いステロイド外用剤から弱いものへ切り替え、さらにステロイドの入っていない保湿剤に切り替えるように説明を受ける。これを俗語的にソフトランディングと呼び、特に専門用語ではない。

そこに通うことになったのです。1回目の診療の時には何も言われなかったのですが、2回目の診療の際、新しい主治医のA先生は母に向かっておもむろに口を開きました。

「お嬢さんは、薬をやめた方がいいと思います」

A先生は、特に「ステロイド離脱」を専門にしている医師というわけではなく、私の皮膚の症状をみて、ステロイド外用剤が悪化原因となっている可能性を感じ、使用の中止を指示したらしいのです。皮膚科医の言うことはだれもおなじ、とあきらめきっていた私にとって、これは予期せぬ展開で、奇跡が起こったとしか思えませんでした。A医師がいなければ、私はその後の人生を生きぬけたか、自信がありません。それほど私は精神的に追いつめられていたし、A先生は私の命の恩人といえると思います。

ステロイド中止後、症状は当然、悪化しました。実際、大学1年のときにステロイド離脱したときより症状の悪化はひどく、また、その期間も長く続きました。私の年齢が上がったこと、使用したステロイドの強さや期間が増したことが、その原因だったのかもしれません。それでも、塗りたくない薬を塗らずにすむ安心感は、なににも代え難いものでした。

その後、ゆっくりながら、私の皮膚は安定感を増し、

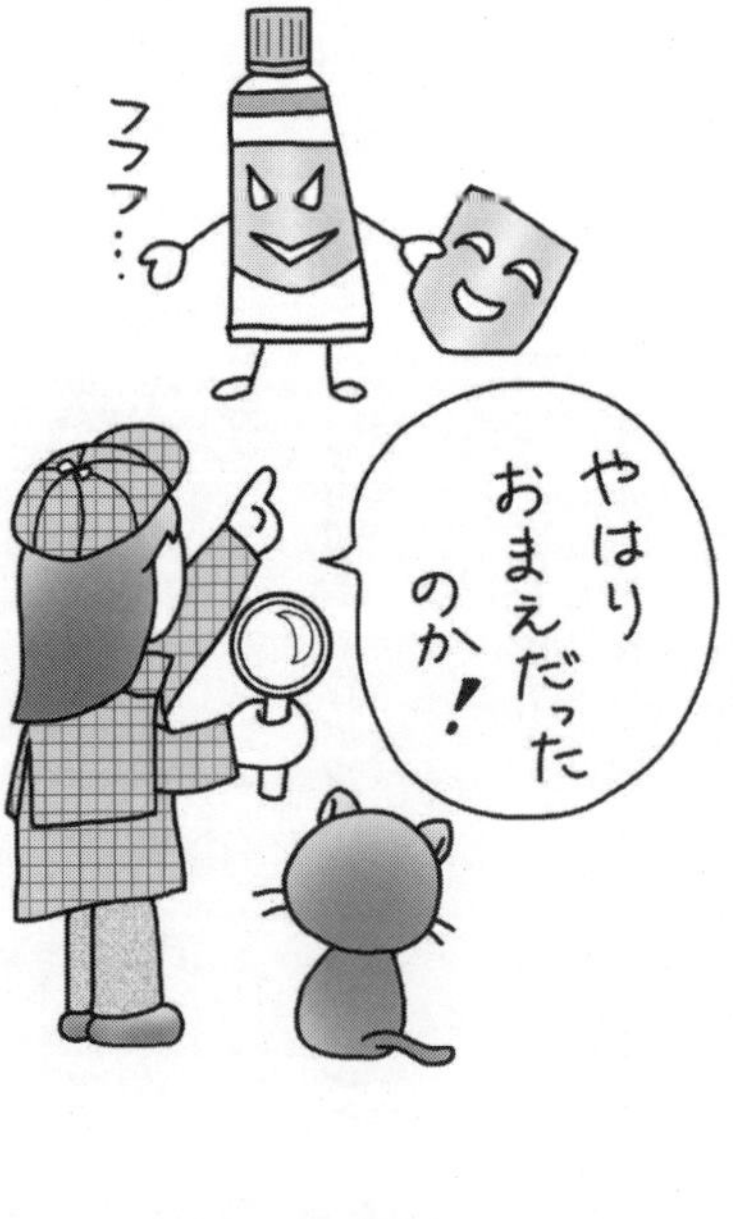

明らかな回復傾向に向かいました。その年の晩秋には、数年ぶりにはじめて、ほとんど症状のない状態に回復しました。ステロイドを使っている間にはありえなかったほどよい状態でした。そして、その回復によって、私は自分の症状のかなりの部分が、ステロイド外用剤の副作用によるものだったにちがいない、とあらためて確信することになったのです。

■ただ1回のステロイド使用後に劇悪化

皮膚が回復傾向に向かっている状態でなんとか大学を卒業した私は、まだ体力的には回復していませんでしたが、87年4月、大学院に進学しました。

その後、皮膚の方は、やや不安定な状態が続きました。86年の6月以後、ステロイド外用剤は使用しなかったのですが、87年11月に一度だけ、兄の結婚式の前にA先生と相談してセレスタミン[*23]（ステロイドの入った抗ヒスタミン剤[*24]）を内服したことがありました。瞬く間に私の肌荒れは消え去りましたが、なんとまた、その直後、ステロイド外用剤をやめたときのような激しいリバウンドが起こったのです。

ステロイド外用剤をやめてすでに1年半がたっており、その間にこのように激しい症状が起こった

＊23　セレスタミン　商品名。ステロイド剤であるベタメタゾン（商品名「リンデロン」）と抗ヒスタミン剤であるd-クロルフェニラミン（商品名「ポララミン」）を含有し、強い消炎作用を有する内服薬。

＊24　抗ヒスタミン剤　ヒスタミンは、ヒスタミン受容体に結合することで、アレルギー反応を起こす。抗ヒスタミン剤は、ヒスタミンが受容体に結合することをブロックすることで、アレルギー反応を抑える。

ことはただの一度もありませんでした。ステロイドをこのように長期にわたってやめていたのに、ただ1回の使用の後に劇症化したのはこれで2回目です。今度こそ、私はステロイドに対し、完璧な恐怖症に陥りました。それまではステロイドを疑ってはいたものの、〈こわくてたまらない〉という感情にはなりませんでした。後にも先にも、私がステロイド恐怖症に陥ったのは、このときだけだと思います。

ところが、A先生は、それに対して、ステロイドの内服と外用剤でコントロールすることを勧めたのです。先生は、最初の私の症状は「ステロイドの副作用」であるからやめるべきと考え、そこから離脱した後の症状は、アトピーの症状だから、ステロイドを使うべき、と考えたのだと思います。

しかし、それにしては1回のステロイド使用後に劇悪化するというのは不可解です。

ですから、私はどうしても、ステロイド治療の再開を受け入れることができませんでした。先生は、「それならそれでいいのでは」という受け流し方でしたが、そのやりとりに自宅に戻ってから母が激怒してしまいました。そして、目の前に薬と水の入ったコップを置き、私に飲むように迫ったのです。

「なぜ、先生が大丈夫だと言っているのに、拒否するのか?」と母は怒り、私は私で、「どうして私の病気なのに、私がその治療法を選べないのか? 私の判断は、ここに来てまで一顧だにされないのか?」と憤慨しました。私は文字通り身を震わせながら、薬を飲むことを拒んだのです。

結局、薬を飲まなかった私の皮膚はその後、不安定ながらも元の状態に戻りました。今にして思えば、母は単にプロの医師の声を尊重しただけではないのでしょう、娘の顔が腫れあがっているのをみつづけるのがつらくてたまらなかったにちがいありません。娘さえ薬を使ってくれれば、その症状は消えてくれる。そんなすがるような思いがあったのだろうと思います。しかし、二十歳そこそこだった私に、そんな母の思いを理解するだけの心の余裕はありませんでした。あらためてこの薬を受け入れるには、あまりにもネガティブな経験を積みすぎていたのです。

あらゆる意味で、私がこれ以上、実家で暮らすことは、私にとっても家族にとっても、決してよいこととは思えなくなっていました。家庭内での闘病は、家族の愛情があっても、いや、家族の愛情ゆえに、ときに複雑化してしまうケースも多いのでしょう。このままではいけない。私は、家族をふくめた身近な人たちに相談し、海外留学することを決意しました。

健康であろうがなかろうが、人はいつか自分の足で歩んでいかなければなりません。経済的にも独立をはたしていなかった当時の自分が言うのもおかしいのですが、なんとしても飛び立つタイミングだと私は思ったのです。大学院の入学許可の通知を手に、私は、88年6月14日、アメリカに旅立つことになりました。

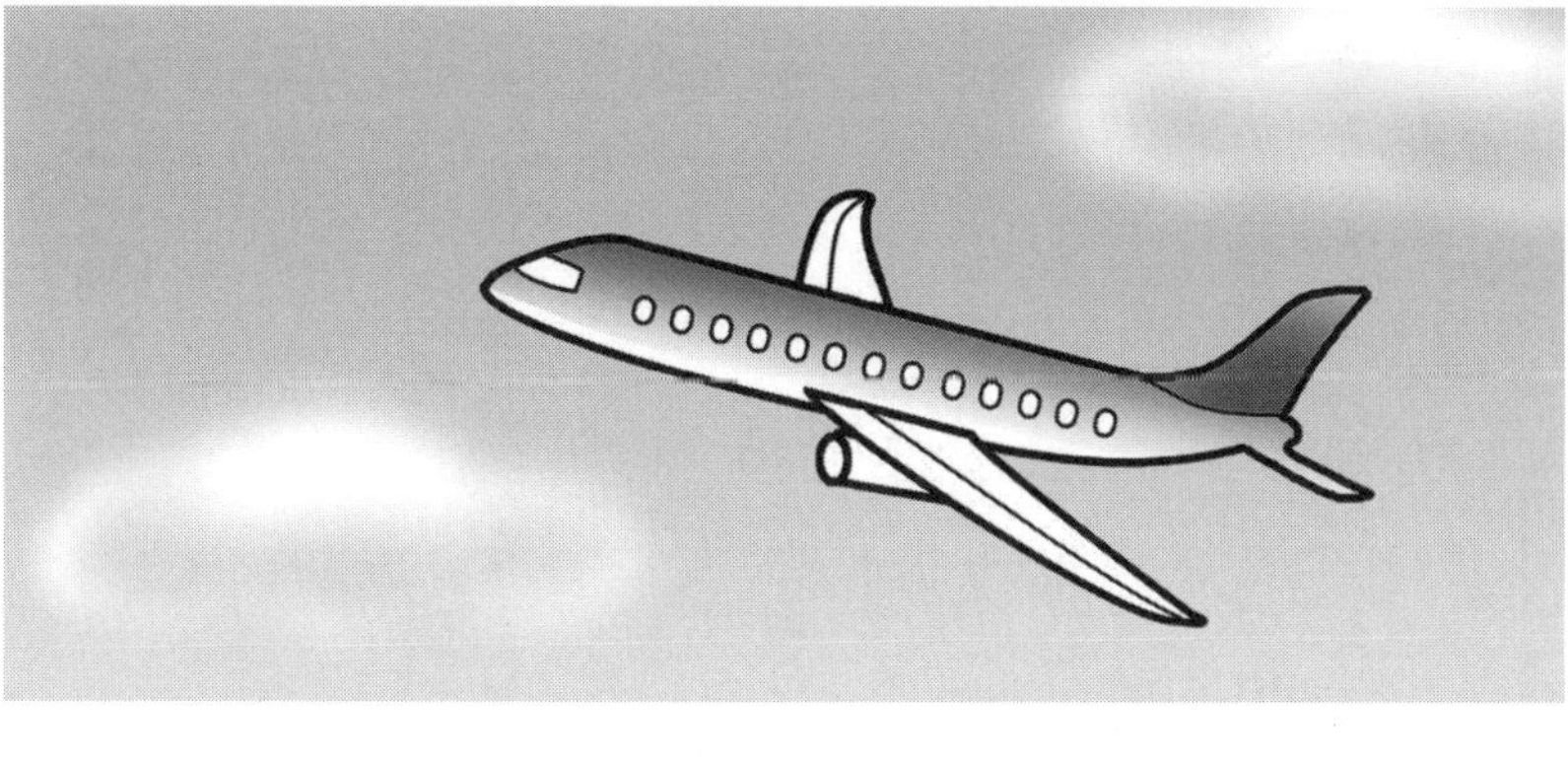

3 海外での生活――アトピー寛解の後の再悪化に悩む

■アトピーが消え去ったオレゴンの夏

1988年6月、私はアメリカ西海岸に位置するオレゴン州のコーバリスに移り住みました。元々私の大学時代の専門は食物学でしたが、ここに来て、私の専門はやや変わり、食品毒性学になりました。毒性学との出会いは、その後、〈アトピーを科学する〉のに大きな武器になったと思います。（それがまた、必ずしもタイムリーに使えたわけではないってところがお笑いなのですが）

オレゴンに移り住んで、私の生活は一変しました。オレゴンの夏は湿気が少なく、ひじょうに過ごしやすかったのです。コーバリスは人口が3万人ほどの小さな田舎の大学町で、アメリカといっても治安はよく、街並みはこぢんまりとよく整備されていました。寮の窓の外には緑の芝生が広がり、空は青く澄みきっていました。自転車で10分も行けば住宅街をぬけて、広々とした草原に出ることができ、私はこの小さな田舎町にひと目で惚れこんでしまいました。

そして、奇跡はそれだけにとどまりませんでした。私のアトピーは、わずか数週間の間に、私の顔から影も形もなく、消え去ってしまったのです。私のケースは、場所や環境を変えることが、アトピーの寛解につながる好例といえると思います。

しかし、9月から授業がはじまると、生活はそれほど甘いものではありませんでした。英語の授業はわかりづらく、しかも、授業の量は日本の比ではないのです。専門分野が変わったこともあり、私はたえず勉強に追われていました。2年目になると研究室に配属され、研究も加わったため、私の生活は、勉強と研究で目が回るほど忙しくなりました。

とはいえ、多くの友人に恵まれ、私は日々の暮らしを心から楽しんでいました。問題のアトピーは、冬場はやや悪化傾向でしたが、夏にアトピーが出ることはまったくなく、おそらく夏の私をみた人は、私がアトピーだとは分からなかったと思います。

■日本に帰るのが怖い

当初は、修士課程の卒業後に日本に帰国する予定でしたが、私は、日米における自分の生活のあまりのちがいに、ひたすら日本には戻りたくなくなっていました。90年、奨学金をもらって博士課程に進みました。Ph.D.（日本でいう博士号）をとったら、すぐに帰国するつもりでしたが、Ph.D.の取得が近づくと、またもや日本に帰るのが怖くなってしまいました。私にとって、日本はアトピーと閉塞感の記憶に満ちていました。そのころの私は、とことん自由に慣れてしまい、元の生活に耐えられるとはとても思えなかったのです。

結局私は必死で職探しをし、ポスドク[*25]という研究員の端くれのポジションをつかみました。家族の

＊25　ポスドク　Ph.D.（または博士号）を取得した後、数年の任期制で働く博士研究員のこと、あるいは、その職をさす。ポスドクターともいう。

反対を押しきっての私の選択は、家族をおおいに憤慨させることになりましたが、私にはどうしてもその選択肢しかなかったのです。

94年2月から3月にかけ、Ph.D.の修了試験と論文提出、就労許可書の入手、日本への一時帰国、運転免許の試験、アパートの手配、引っ越しなど、重要な事柄やら雑務やらが同時に起こりました。さまざまなことが一気にふりかかってきた負担に、私の皮膚はすぐに音を上げ、アトピーは相当悪化しはじめました。どうやってすべてを乗りきったのかよくわからないのですが、とにかくこの2カ月を切りぬけました。私は修了試験に合格し、めでたくPh.D.になったのですが、いかにも私らしく、運転免許の資格取得試験には落ち、免許なしに買った車を携え、ワシントン州で再度試験を受ける羽目に陥りました。こうしたすったもんだの揚げ句、94年3月末、大好きだったコーバリスを離れ、次の職場であるワシントン州へ引っ越すことになったのです。

■働くために選んだ10年ぶりのステロイド

オレゴン州の北に隣接するワシントン州の職場は、リッチランドという、およそ名前と実態があっていない陸の孤島のような場所でした。長崎に落とされた原爆「ファットマン」が製造されたのは、この町でのことです。こんな場所だから、ありとあらゆる汚染物質がルールもなく投棄され、それによって、近くを流れるコロンビア渓谷の水は汚染されていました。私のプロジェクトは、その汚染された水のリスクの調査をすることだったのです。私の研究は、食品毒性学から環境毒性学へとシフトしたことになります。

新しい環境で研究をはじめた私は、一人前の研究者のように扱われましたが、残念ながら、私の実力には見合っていなかったように思います。指導教官に見守られながら、先輩たちに助けられて研究するのと、一人の研究者として独立に研究するのでは、意味がちがいました。私は、一人ではほとんど何もできず、身のほどしらずにとんでもないところに来てしまったと、動揺しました。

それでも、この街には若い研究者や学生が多く、遊び仲間には事欠きませんでした。大学時代よりよい給料をもらっていたし、新たに車も持つようになって、あらゆる自由を享受することができました。私のアトピーはなりを潜め、不安定になる冬も悪化しませんでした。私は、ついにアトピーから解放されたと喜んだものです。

しかしそれは、はかない幻想でした。2年目になっても思うように研究が進まなかった私は、大きなストレスを感じるようになり、アメリカに来てからはけっして悪化することのなかった夏に、アトピーが悪化をはじめました。正直言って、私はストレスをコントロールすることがひじょうに下手でした。今思えば、ステロイドをのぞけば、それがアトピーの最大の悪化原因になっていたと思います。

気楽な学生時代にアトピーが悪くなるのと、仕事をしながらアトピーが悪化するのでは、まったく意味がちがいます。しかも、もっとも調子がよいはずの夏に症状が出はじめたことは、私には衝撃でした。

街に一軒しかない皮膚科に行くと、当然ステロイド外用剤の使用を勧められました。私は困りはてていたものの、ステロイドは使いたくありませんでした。ドクターは怪訝そうな顔をしましたが、基本的に私の意思を尊重してくれました（私を診察してくれたアメリカの医師は、おおむねこういった態度でした）。

数週間、医師との相談を重ね、私は、自らの選択でステロイドの注射を受けることを決意しました。その注射は、ステロイドが少しずつ体外に排出されるため、ソフトランディングできる例も多いというのです。10年近くステロイドを断っていた私は、ステロイドを回避できるものならもちろん回避したかったのですが、働いているという現実は、そういった選択の余地を失わせていたのです。

95年秋、私は祈るような気持ちでステロイドの注射を受け、いったんは症状が劇的に回復しました。さあ、次はどうなる？　不安と期待の交錯した3週間の後、症状はじわじわと戻ってきて、あっという間に注射を受ける以前の状態に戻ってしまったのでした。

■紫外線療法で全身黒焦げ

困りはてた私に、医師は紫外線療法を施しました。紫外線療法とは、アメリカで人気のSFテレビドラマ「スタートレック」[*26]に出てくる瞬間移動装置のようなマシンの中に入り、人工の紫外線を浴びることで、アトピーを治療する方法です。期待して臨んだ紫外線療法でしたが、結果は芳しくありませんでした。私は全身が黒焦げ（赤焦げ？）のようになってしまったのです。

私は、この街ではあまりみかけない、珍しい黄色人種でしたので、紫外線療法の加減がまちがっていたのかもしれません。主治医がわざわざ私の自宅まで電話をしてきて、救急車の出動が必要ないかたずねてきたので、それなりに深刻だったのではないかと思います。私は2日間、ベッドから起きあがることも苦痛で、発熱とのどの渇きに苦しむ羽目になりました。同僚たちが入れ替わり立ち替わりやってきては、私の皮膚の症状を子細気に観察し、「訴えれば金がとれる」とそそのかす人までいました。

この人工の日焼け跡は、そのあと2年以上、ダサいビキニ姿のように残り閉口したものです（ちなみにこの紫外線療法、効く人には効き目抜群だそうです）。

紫外線療法に懲り、フルタイムで働いていた私は、結局ステロイド外用剤で症状をコントロールするしかなくなりました。かくして、私は、はじめてアトピー患者として、社会生活の洗礼を受けたわけです。研究もゆきづまり、その上アトピーの悪化が加わり、アメリカで働きつづけることを断念せざるを得ませんでした。

96年5月、私は8年暮らしたアメリカに別れを告げ、帰国することにしました。ステロイド外用剤の使用を再開してから半年以上が過ぎていましたが、ステロイドを休薬することはできませんでした。ステロイドを止めれば、すぐに症状が出てしまうからです。私は、不安をかかえながらも薬をやめることができないまま、日本での生活をスタートさせることになったのです。

＊26　紫外線療法　紫外線を当てることで、アトピーや乾癬などの炎症を抑える治療法をいう。Narrow band UVB療法やPUVA療法が有効であるが、発ガンのリスクもないとはいえない。

4　帰国後のこと―薬遍歴を重ねた末に

■新薬プロトピックの治験に参加

１９９６年5月に帰国した私は、N社の時限プロジェクトに参加することとなりました。契約社員ではありましたが、今までよりはずっとよい待遇でした。そして、研究分野はこれまでの毒性学から、分子工学や免疫学へとシフトしました。新しいことずくめで仕事は大変でしたが、学ぶことも多く、充実した日々となりました。

しかし、ここでも問題となったのはアトピーでした。ひどくなって動けないということはなかったけれど、ステロイドを使わなければ、仕事にならないくらいの状況なのです。少しでもステロイドを使わないで事態をきりぬけたいと思うために、ステロイドを十分に使っていなかったことも、症状をうまくコントロールしきれない理由となっていたと思います。では、もっと使えばよかったのかというと、その後の経過をみるかぎり、それもまた疑問です。

困りはてた私は、この年の夏、都内でも最高峰（?）といわれるT大学付属病院で、新薬の治験に参加することになりました。治験とは、新薬の認可の前に、患者に実際投与する実験的試みのことをいいます。この新薬はＦＫ５０６と呼ばれる免疫抑制剤で、後に「プロトピック」の名前でデビューした薬です。免疫抑制することで炎症を抑えるものですが、免疫を抑えることで発ガンなどの望ましくない副作用ももちえます。実際、免疫やら創薬やらに関係している職場の同僚たちは、私の試みを懸念しながら眺めていました。

Ｔ大病院では、縁あって治験の責任者の先生に診ていただけることになりました。治験というものは、ふつう「治験薬」（厳密に言うと被験薬、この場合はプロトピック）と「プラシーボ」と呼ばれる「偽薬」のどちらかを、医師にも患者にもわからない形で投薬し、治験薬がほんとうに効果をもつかを、統計的に解析するものです。これを「二重盲検」というのですが、少なくともＴ大医学部では、二重盲検の原則を守っているようにはみえませんでした。私も先生も、私に処方される薬がプラシーボではなく、治験薬のプロトピックであることを知っていたからです。

治験に参加する患者からすれば、藁《わら》にもすがる気持ちで通って、プラシーボ群にあたったら、かなりガッカリでしょうし、そう考えると、この二重盲検の治験制度自体が、モラルの上でどういったものかと思わないでもないのですが、ルールにそった形ではない治験で、新薬が認可されることには不安も感じます（それにしても、プロトピックのチューブが、両腕でやっと抱えられるような段ボール箱にドサッと入っている様子は、なかなか圧巻でした）。

いずれにせよ、このプロトピック、私にはよく効きました。主な副作用としてあげられる刺激感も、私の場合たいしたことはありませんでした。実際、この治験への参加で、私のアトピーは劇的にコントロールしやすくなったのです。治験の間は、プロトピック自身の効果をはっきりさせるため、ステロイドなどの他の薬剤を使えません。それでも私は、全然困りませんでした。

■病と真摯《しんし》に向き合う姿勢

不思議といえば不思議なのですが、当時の自分は、〈プロトピックによる免疫抑制のメカニズム〉というピンポイント的な現象には興味をもっていたものの、〈自分のアトピー全体〉をみることはしなくなっていました。そういう意味では、20代前半の大学生のころの方が、知識は圧倒的に少なかったのに、はるかに〈科学的な態度〉で自分の症状を観察していたように思います。

大学院で毒性学を学んだ私は、免疫抑制が発ガンに結びつきうることも知っていましたし、慢性の免疫疾患において、薬物治療のコントロールが難しいことも熟知していました。しかも、仕事の現場は、免疫や創薬関係にひじょうに近かったのです。

それでも、仕事の忙しさの中で、のしかかってくるアトピーの症状があまりにも重たかったのでしょう。それがたった一つの薬剤によって軽快するという事実を前に、私の科学的思考や判断はすっかり麻痺していました。

科学的知識など、事象を真剣に観察する姿勢がなければなんの役にも立たない好例（悪い例？）かと思います。逆にいえば、闘病において大切なのは、科学的専門知識よりも、病を真摯に観察し向き合う姿勢なのではないかと、今の私は考えています。

いずれにせよ、プロトピックの使用により、私のアトピーは継続的に安定化したのは事実でした。ただ、症状が完全に隠せたわけではなく、毎年、職場の健康診断の備考欄には「アトピー性皮膚炎」

としっかり記入されていました。それでもＴ大学病院の先生方は、私の症状はよくコントロールされているとみていて、私自身、この程度なら受け入れるべきものと考えていました。もしこのまま、何事も起こらなかったら、おそらく私は現在もあまり薬物治療に問題を感じずに、プロトピックを使いつづけていただろうと思います。

プロトピックには賛否両論ありますが、私の場合、ステロイドを長期使用した場合にみられるような皮膚の萎縮や赤み、なんとも言えない不安定感は、プロトピックを継続使用しても起こりませんでした。ただ、症状がこのまま自然に消えていき、プロトピックがいらなくなったか、というと、その可能性はなかったような気がします。結局、プロトピックを塗って４～５日すると症状は必ず再燃し、減薬することも休薬することもできなかったのです。そしてやや不気味なことですが、この間、私の症状は徐々に広がりつつありました。

■伴侶《はんりょ》があたえてくれた大きな安心感

そのころ、私の私生活には大きな変化がありました。２０００年10月、兄の友人でもあり、私自身の幼なじみでもあった男性と結婚することになったのです。私は36歳、彼は41歳（合計77歳とよくからかわれました）のことでした。彼は、私を幼いころから知っていて、私がアトピーだということもよく理解してくれていました。

人生観や性格もまったくちがう二人が共に生活することは、一人暮らしに慣れてきた私たちには驚きの連続でしたが、なにもかも一人でかかえこまなくてよいということは、大きな安心感を私にもたらしました。

結婚に伴い、私は、R研究所へと職場を移しました。今度もまた時限プロジェクトで、内容はカビ毒についてでした。こんなふうに私は、興味のある仕事から仕事へと、渡りあるいていました。

アトピーに話を戻すと、プロトピック歴5年を経過した01年夏、アメリカ西海岸を旅行中、トラブルは発生したのです。プロトピックを顔に塗ると、ニキビが多発するようになったのでした。芯《しん》のない赤く腫れた吹き出物が、後から後からできて、私はとことん困ってしまいました。10年前、私の皮膚からアトピーを消し去ったアメリカの夏も、このときはまったく効き目がなく、薬なしにアトピーをコントロールすることは、たとえ数日でも無理でした。旅の間、ステロイドを持ちあわせておらず、やむなくプロトピックを使いつづけたのですが、日本に帰るころには吹き出物はかなりひどくなってしまいました。

T大の主治医の先生もその症状をみて、プロトピックからステロイドに切り替えるよう勧めました。その後何度かプロトピックを試したものの、おなじ問題が起き、結局、私は、プロトピックを断念するしかありませんでした。

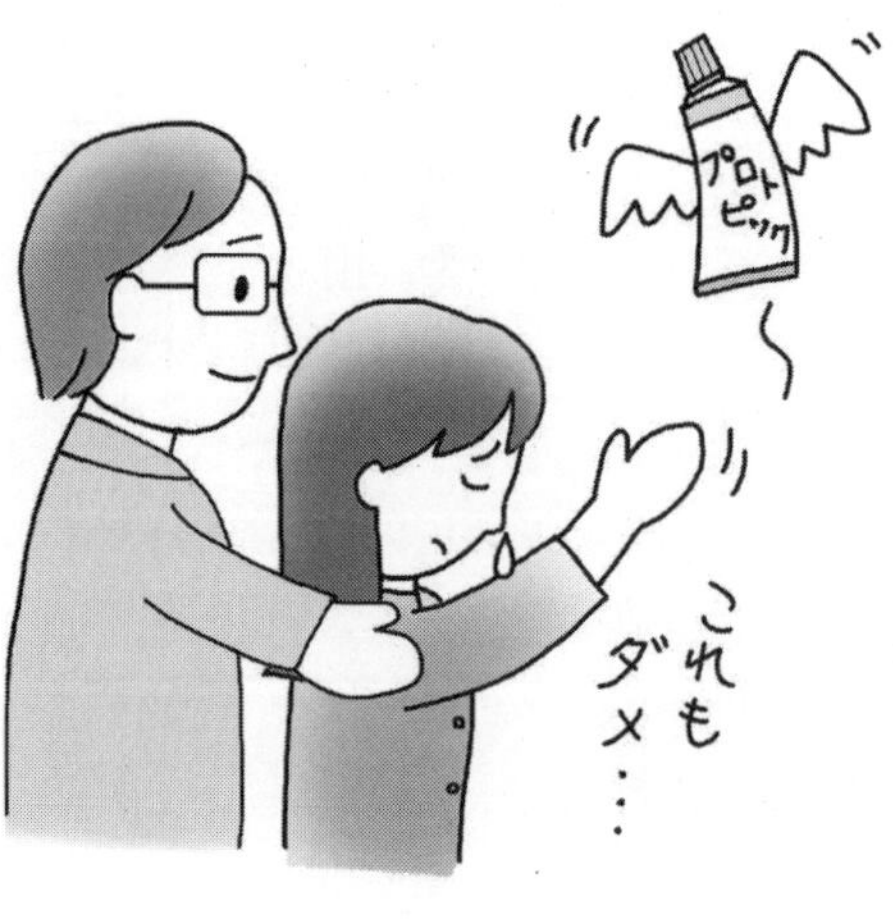

■自然治癒することなしに迎えた40代

　結局、プロトピックからステロイドに切り替えた私は、あまりいい気はしなかったものの、以前のような抵抗感もなく、医師の指導のままステロイドを使用していました。顔にはアルメタ[*27]という「中」ランク（5段階で2番目に弱い）の強さのステロイドを連用し（3～4日に1回の塗布だったような）、体には悪化したときだけマイザー[*28]（5段階で2番目に強い）という強めのステロイドを塗っていました。それで、なんとか症状は抑えられていました。

　そのころの私は、自分がうまく薬を使いこなせていると思っていたし、以前のことは、「あのころは最初の使用に失敗し、副作用を起こしてしまったものの、今度はわかって使っているのだから、状況はちがう」と考えていました。ステロイドを標準的に使われる先生方の本も目を通していて、さして疑問も感じていませんでした。「ステロイドは、きちんと使えば問題ない」と、そのころはほんとうに思っていたのです。

　しかし、〈ステロイドを使用して数日後になると症状が出てきて、再度ステロイドを使用する〉というエンドレスなサイクルは、以前も今回も変わることはありませんでした。私のとらえ方がちがっただけで、実際やっていることはおなじだったわけです。それに対し疑問をもたなかったのは、疑問

＊27　アルメタ　「中」ランクの合成副腎皮質ホルモン外用剤（26ページの表参照）。
＊28　マイザー　「次強」ランクの合成副腎皮質ホルモン外用剤（26ページの表参照）。

をもてば、そのとたん生活が破綻してしまうことを自覚していたからだと思います。つまり、それが怖くて薬をやめられなかったのです。

ところが、ステロイドに切り替えてから2年ほどたったとき、私は、顔面の皮膚の異常にはっきりと気がつくようになりました。ステロイドを塗っても赤みがとれない、皮膚が薄くなって少しひっかいただけで簡単に傷がつき、黄色味をおびた透明な浸出液のようなものが出てくる、という異常です。その症状は数カ月の間に、よりはっきりと出現するようになっていきました。もちろん、ステロイドの強度を上げるという選択肢も残っていましたが、年単位でみて、私の症状の悪化はあまりにも明らかで、もうこれ以上薬剤の中に逃避していても問題を先送りにするだけだということを、私に告げていました。95年にステロイドを再開してから、プロトピックの使用をはさんで8年余りのときがたっていました。

その間、私は「40代にもなれば、アトピーは普通治る」「アトピーは自然治癒するもの。それまで薬剤でコントロールし、自然治癒を待つべき」という〈標準的治療の常識〉を信じ、実践してきました。

しかし、結局、アトピーは自然治癒することなく、さらに悪化した皮膚と向き合うことになったのです。現実を見据えようとせず、先のばしにしていた私の前に、次の段階が容赦なく迫りつつありました。03年暮れのことでした。

5　不惑を前に──自分自身の回復力を信じて

■ステロイドからの離脱を決意

２００３年暮れ、40歳の誕生日を目前にし、私はついにステロイドからの離脱を決意しました。自分なりの熟慮（？）を簡単にまとめれば、次のようになるかと思います。

まず、自分の皮膚の症状が、ステロイド外用剤に依存しているとしか思えず、ステロイドを塗りつづければ、もっと副作用をため込むおそれがある、と考えたためです。長年の病歴から、私は、ステロイド外用剤そのものが、自分のアトピーの最大の悪化原因となっており、薬を使えば使うほど、深みにはまってしまうと結論せざるを得なくなっていました。それならば、悪化原因を断つ以外にないでしょう。私は、20代のころ、ステロイドの副作用を強く受けた経験があり、体質的にも副作用を受けやすいのかもしれません。なんと言っても、ステロイド外用剤を長期使用することで症状が落ち着く傾向ならばともかく、正反対の傾向がみられるのに、その薬剤を使用しつづけることが合理的とは思えなかったのです。

また、その悪化の具合から考え、一生うまく使ってコントロールするのは難しい、というのも理由でした。いつか完全に使用不能になるのならば、止めるのが早いほうが被害も少ないでしょう。

同時に、アトピーはきわめて精神的な要因の大きな病気であり、自分が疑っている薬剤を使って症状をコントロールするのは無理だと思ったのです。つまり、単純な一つの理由ではなく、重なり合った複数の理由によって、私はステロイド外用剤を使いつづけることを断念したのです。

長期のアトピー患者、特に重症な症状を経験している患者なら、ステロイド離脱に伴って起こることがどういうことであるか、よくわかっています。リバウンドによるひどい炎症には、ステロイド（または、免疫抑制剤であるプロトピック）しか有効な対処法はなく、薬剤を使わないのならば、患者は多大な忍耐を要求されます。患者たちはそれを身をもって知っているのですが、私もまた例外ではありませんでした。

それでも、この試みをはじめた際、私は自分の身に降りかかってくるであろう災難をあまりにも過小評価していました。私は、20代のころのステロイド離脱の経験から、おなじことが繰り返されるものとタカをくくっていたのです。

■来る日も来る日も続いた〈生き地獄〉

私の年齢は、はじめてステロイド離脱したときのほぼ2倍になっていました。若さは治癒の最大の味方といえますが、私はすでに若いという年齢を過ぎていたわけです。また以前とはちがい、私は若いころに比べれば、炎症を抑えるために十分な量のステロイドを使っており、ステロイド外用剤を多用していま

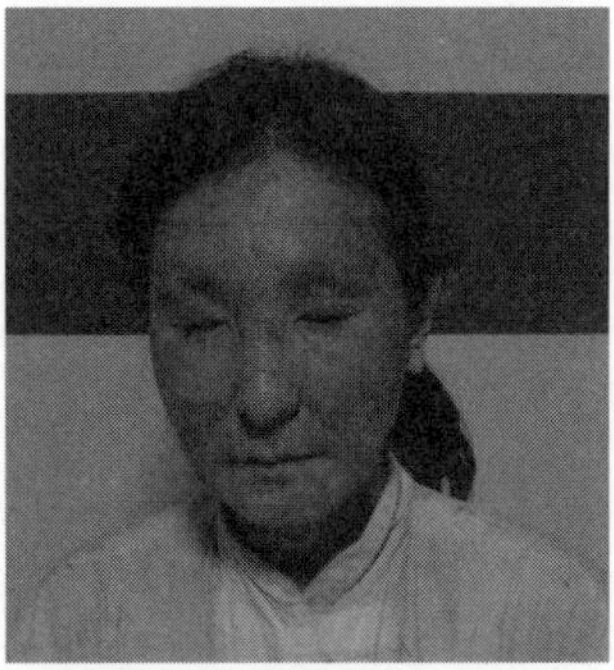

ステロイド離脱中でリバウンドが激しいときの症状。顔は腫れ、皮膚が裂ける

した。それが、正しい使用方法と信じていたからですが、結果的にはそれが副作用の増大を招いた可能性もあります。さらに、私にとってまったくの未知の要素だったのが、プロトピックの使用歴です。それが、薬からの離脱の際、どういった影響をおよぼすのか、プロトピックの長期使用者がまだまだ少ない状況では、推測のしようもありませんでした。

このような条件の悪い中ではじめたステロイド離脱は、私を文字どおり〈生き地獄〉にたたき落とすことになりました。顔は腫れあがり、ほんの少しさわっただけで皮膚が裂け、妙なにおいのする体液が止まることなく流れてくる。ティッシュで抑えてもすぐずぶ濡れになってしまい、その上からマスクをしても、体液がマスクにしみだしてしまう。まぶたが腫れるので、その顔貌はひどい変わりようだ。口の周りの炎症は、口が開かなくなるほど悪化し、首は回らなくなる。ここまでは、私が若いころのステロイド離脱の際経験したものと、程度のちがいこそあれ、大差はありませんでした。しかし、今回はこんなことではすまなかったのです。

顔の症状はいつまでたっても止まらず、経験したこともないほど激しさを増していきました。同時に、症状は爆発的な広がりをみせ、あっという間に首をこえて、ステロイドをあまり塗っていなかったはずの背中や胸にまで広がったのです。健康に見える皮膚に小さなぽつぽつができ、そこを掻《か》くと瞬く間に広がり、そういった炎症個所がつながりはじめ、太ももから上は、ほとんど炎症のない部分がなくなってしまいました。それは、まるで悪夢をみているようでした。

症状が顔だけに出ているころはまだ眠れましたが、体の方に広がると、痒みと苦痛で眠れなくなります。朝方まで眠れず、暗い気持ちで朝を迎え、不思議と朝の光が見えると少しうとうとするのです。体の症状がひどくなってくると、服を着たり脱いだりするのも、まるでピノキオのように、ギクシャクした動きしかできず、大変な労働になってしまいました。また、お風呂に入るときには、出てきたとたん、今度は因幡の白ウサギのように、体中がひりひりして、痛くて身動きがとれないのです。皮膚が皮膚として機能することを止めたかのようで、途切れることのない激しい痒みと苦しみが、1年半以上もの間、来る日も来る日も繰り返されたのです。

■患者をかかえる家族にも大きな負担

以前のステロイド離脱とちがったのは、症状の過酷さ、症状の広がりとともに、思いもかけないほど長く悪い時期が続いたことです。ほんの数カ月で終わった以前の離脱とは比べものにならないものでした。こういった症状で、生活全般を再構成しないで、どのくらい耐久レースに耐えることができるのでしょうか。

あのころの私は、患者として孤立していて、なんの判断もできませんでした。孤立状況にある患者やその家族が、宗教や高額な商品の勧誘といったものに、抵抗する力を奪われていく精神状態を、私はけっして嗤《わら》うことができません。あまりにも現状がつらく、なんとしても楽になりたいと思えば、人は、「藁《わら》をもつかむ」ものなのです（「溺《おぼ》れそうなときに藁なんかつかんじゃ、もっと溺れてしまう」と書いていた皮膚科の先生がいらして、うまいことを言うなあ、と感心したことがあります）。

夫は、吹き荒れるアトピーの猛威に衝撃を受けたようですが、最初の衝撃が過ぎると、気力も体力も尽きはてた私のかわりに、なんとかよくなる方法はないかと模索を繰り返してくれました。大学勤めで比較的時間のやりくりがきいた夫ですが、それでもこんな私をかかえ、ほんとうに大変だったと思います。私は時々ひどく気が滅入ってしまい、全然食事をする気がしなくなったり、ときには、どうしても外せない仕事に就いている夫に、か細い声でＳＯＳを求めたりしました。私にとってだけではなく、家族である夫にとってもつらく孤独な日々が続いたのです。アトピーとは、家族にもあらゆる面で大きな負担を強いる病だと思います。

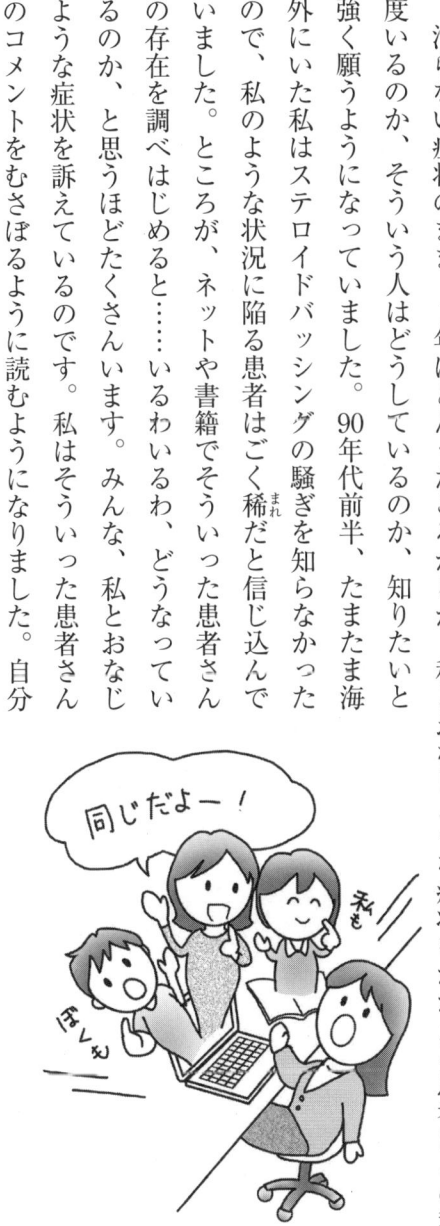

治らない症状のまま、1年ほどたったころからか、私とおなじような症状をかかえる患者はどの程度いるのか、そういう人はどうしているのか、知りたいと強く願うようになっていました。90年代前半、たまたま海外にいた私はステロイドバッシングの騒ぎを知らなかったので、私のような状況に陥る患者はごく稀《まれ》だと信じ込んでいました。ところが、ネットや書籍でそういった患者さんの存在を調べはじめると……いるわいるわ、どうなっているのか、と思うほどたくさんいます。みんな、私とおなじような症状を訴えているのです。私はそういった患者さんのコメントをむさぼるように読むようになりました。自分

だけだと思っていたのがちがったのですから、驚きの連続でした。

そのころから、私のアトピー観はかなりその形を変えはじめたように思います。患者さんたちの闘病記を読みすすむうち、回復することができた患者さんには、なにか共通のパターンがあるように思われたからです。食生活に気をつける、運動をする、ストレスをうまく発散する、体のゆがみを直す、鍼治療をする、といった一見、皮膚とは無関係そうな試みで、回復を実感している人が多いのは、驚きでした。そして、彼ら彼女らに共通するのは、その前向きな闘病生活でした。そんなことから、アトピーを単なる皮膚病としてみるのではなく、生物としての自分を回復させることこそ大切なのでは、と感じはじめたのです。

■二人の皮膚科医との出会い

アトピー情報を求め、ネットサーフィンに夢中になっていたころ、皮膚科医でもある女性アトピー患者のHP（ホームページ）[*29]が目にとまりました。アトピーにまつわるステロイドの問題をはじめ、健康全般にかかわる彼女の洞察は深く、私は目を見開かれる思いでした。自分でも驚くべきことではあったのですが、私は、ネットで知り合ったその女性と実際会ってみることにしました。

彼女との出会いは、アトピーから逃げまわることばかり考えていた私が、はじめてアトピーと向き合うことを考えはじめる大きな転機となったのです。そのときまでの私は、ほとんど無為無策のまま、ステロイドを断とうとだけしていました。しかし彼女との出会いを機に、食事を改善したり、散歩でもよいから体を動かすようにしたり、といった地道な努力を、症状改善策の軸にしはじめたのです。つまり、健康全体をアップさせることで、皮膚症状の改善を図ろうという方向に舵を切ったわけです。ステロイドをやめ、悪戦苦闘がはじまってから、１年半の時が過ぎようとしていました。

それとちょうど同時期、05年6月のことですが、おなじくネット情報を通じ、自宅の比較的近所に「アトピー患者のステロイド離脱」をサポートしてくれる皮膚科医がいることを知りました。大泉学園（東京都練馬区）で開業している藤澤重樹先生[*30]です。彼の著書には、単に皮膚の治療だけではなく、食事や運動や心のもち方の大切さも説かれ、その考え方が、自分の確立しつつあった自然観というか生命観とよくシンクロするように感じました。そこで私はこの皮膚科に通うことに決めたのですが、これも私にとって、大きな出会いとなりました。

長引く症状にくたびれはて、私は、仕事を辞めることを真剣に考えていました（自分でも驚きなのですが、私はこの状況下で仕事を続けていました。上司や同僚に恵まれるという運に支えられなければあり得ないことだったと感謝しています）。そのことを先生に相談すると、先生はあくまでも前向きで、「そんなもったいない。ステロイドをやめてから2年すれば、かなり落ち着くと思う。それまでがんばったらどうか」と言われました。２年というのは目安だったのでしょうが、目安を言っても

＊29　**皮膚科医でもある女性アトピー患者のＨＰ**　http://members3.jcom.home.ne.jp/micworld/

＊30　**藤澤重樹先生**　ステロイド外用剤に頼らない治療の第一人者。１９９2年 藤澤皮膚科開業。「何もしないことがアトピーライフの到達点」「歴史から学ぶ健康肌の回復法」「アトピー性皮膚炎と心の問題」等のテーマで講演し好評を得ている。『アトピー治療革命』（長岡書店）などの著書でも有名である。連絡先は２０４ページに掲載。

らえたことは、私の気を楽にしてくれました。主治医のこの一言がなければ、私は仕事を続けてはこられなかったのでは、と思っています。

■猛暑をのがれて北海道・豊富温泉へ

そのころの私は、皮膚がものすごい勢いでむける時期になっていたようで、私の通る場所すべての床に、まるで天の川のように、はがれ落ちた皮膚が白く積もってしまいました。それがあまりにもひどくて、私は携帯用掃除機とともに室内を移動し、皮膚片を視界から消そうしたものです。しかし、はがれ落ちた皮膚の下にできている皮膚は、普通の皮膚にみえるのですが、またすぐにはがれ落ちる皮膚になってしまい、「落ちる皮膚」は消えるものではありませんでした。これでもか、これでもかと私の体から落ちつづけ、ほとんど驚異としか言いようがありません。皮膚の新陳代謝は普通3～4週間といわれていますが、あのときは、それが2～3日で行われていたような気がします。

しかも、05年の夏はかなりの猛暑になりました。皮膚の著しい欠陥をもつ私は、「生きることそのものが苦痛」である状態から抜けでることができませんでした。言ってみれば、体を覆う皮膚全体が、トップレベルの音量でアラームを鳴らしつづけ

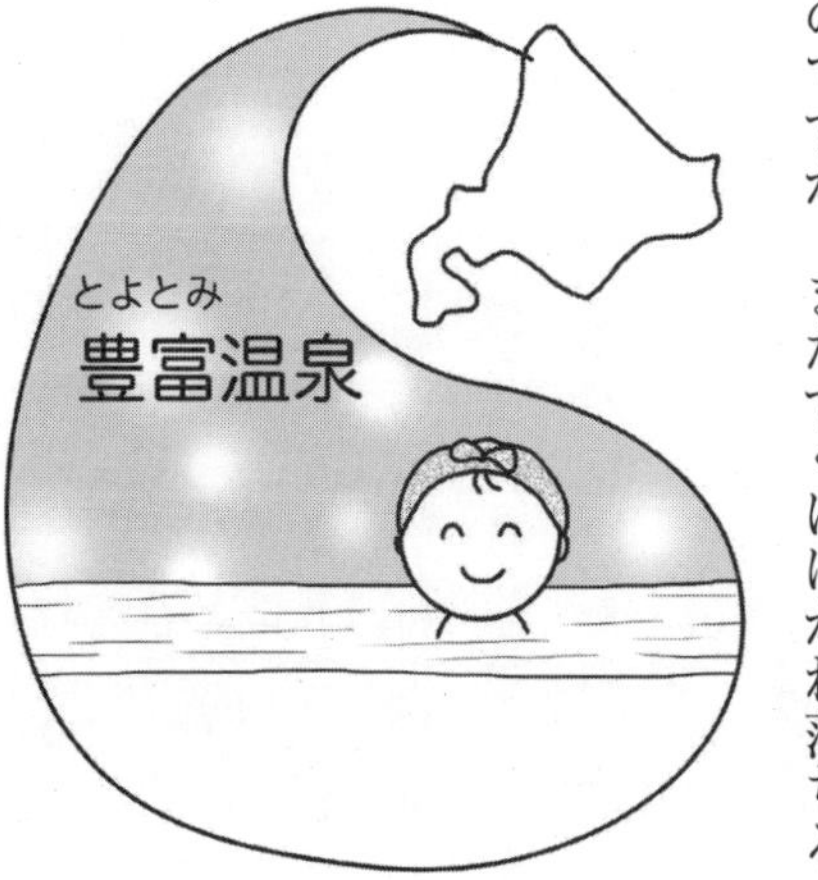

ているかのようで、ほんとうに発狂しそうだったのです。仕事を続けるのは今度こそもう限界だ、と感じていました。

その暑さの中でどうにもならず、私はついに、アトピー患者の間で評判がよい北海道の「*31豊富《とよとみ》温泉」に逃げだすことにしました。温泉の効果を期待してというよりも、少しは涼しいだろうと思ったからです。ところがこれがまた、私のアトピーにとって、突然の転機となりました。

豊富温泉は、タール分を含む塩分濃度の高い弱アルカリ性の泉質を持ち、アトピーや*32乾癬《かんせん》といった皮膚病に著効であるといいます。確かに、目の前で症状が急激によくなる患者たちをみて、私は目を丸くしました。他人の症状に目を丸くしているうちに、数日たって、今度は自分の症状が急激によくなっていくのを見て、これまた目を丸くすることになりました。何が起こっているのかよくわからないうちに、10日間の湯治で、私の症状は格段によくなったのです。

この体験は、私のアトピー体験の中でも劇的なものですが、アトピーから回復するときは、このように瞬く間によくなる人も多いようです。また、豊富温泉は、症状寛解の大きなきっかけになったのはまちがいないと思うのですが、食生活の改善、体を動かすなどの地道な努力を重ねた結果、私の体

＊31　豊富温泉　北海道天塩郡豊富町にある温泉。稚内から車で30分ほどの距離にある。温泉は独特の石油臭がし、乾癬やアトピーといった慢性の皮膚病に効くという評判から、多くの患者が湯治に訪れている。ここを会場とし、２００６年より毎年１回患者、家族、医療関係者などが集い語り合う「アトピーフォーラム」（実行委員会：ptgeddes@mac.com）が開催されている。

＊32　乾癬　慢性の皮膚角化疾患の一種。白人種の患者が多いことが知られるが、生活習慣の変化に伴い、我が国でも患者数は増加傾向にあるという。

が〈回復の浜辺〉にかなり近づいており、豊富温泉という大波が一気に私を浜辺まで運んでくれた、という感覚をもっています。

6　現在の自分―回復とともに、アトピー調査へ

■ステロイドをやめて5年

2005年、一度寛解した私の皮膚は、かなり丈夫になったようです。数カ月の間、私の症状は、アメリカ滞在時以来、ここなん年もなかったぐらいに安定しました。その年の冬、いったんひじょうに悪くなり、「もう勘弁してくれ！」と泣き言を言いましたが、それでも2カ月もたつと自然に寛解しました。自然に回復することができたという経験は、私にとって大きな自信にもなりました。そのときが最後の悪化で、現在に至るまで、私の症状はコントロールできないほど悪化することはありません。

現在の私は、アトピーなど影も形もありません、と言えればよいのですが、残念ながらそれは事実とはちがいます。今、ステロイドをやめてから5年がたちました。最初の嵐のような2年をこえた後は、夏場は比較的よい状態が続き、冬場に症状が悪化する傾向にあります。ただ、1年ごとに症状が軽くなってきているのは感じています。

私の場合、季節の要因が大きいようですし、どうも食生活が乱れたり、強いストレスがかかるとア

トピーがよくないようです。季節の要因はコントロールしようがありませんが、気をつけられることを適度に気をつけながら、アトピーとつきあう毎日です。ステロイド離脱を少しでも楽に乗りこえる方法、アトピーとつきあう方法、離脱後の再悪化を少しでも食いとめる方法については、私なりにいろいろ学んだと思います。これについては、他の患者さんの工夫をふくめ、第4章で詳しく述べることにしましょう。

いずれにせよ、私はもう、ステロイドやプロトピックなどの薬剤を用いて、症状をコントロールしようとは考えないのです。これらの薬剤を使うポリシーは、「アトピーの原因はわからないけれど、自然治癒する病気だから、それまで薬を使って症状をコントロールしましょう」ということだと思います。

しかし、もしこれらの薬剤自体が、アトピーの自然治癒を妨げるとしたら、肝心の前提がまったく崩れてしまうことになります。どうも私の身に起こったことをみると、ステロイド自体が自然治癒を妨げてきたように思えてならないのです。こうしたことが起こったのは、私の生まれもった体質故かもしれませんが、何度もコントロールに失敗している私は、これ以上おなじ失敗を繰りかえしたいとは思いません。

■一人の体験者として社会にアピール

ステロイド離脱から2年がたったころ、私はほぼ日常生活に支障がなくなるまでに回復することができました。しかし、自分の病状が苦しかったとき抱いた数々の疑問——「私とおなじような状況に陥った患者たちは、どのように生活しているのだろうか」「いったいどのくらいの人がこういった状況に陥りうるのか」「そもそもなんで、こんなことが起こったのか」——こういった疑問が、私の脳裏から離れることはありませんでした。

もし私の身に起こったことが薬害であるなら、自分が良くなったからといって、このまま放っておいてよい問題とは思えません。一人の体験者として、社会にアピールしなければならないのではないでしょうか。実際、おなじように感じる患者さんは多いようです。

それでも、私たち患者は、具体的に何をしてよいのかわからないジレンマの中にいます。実際、患者が皆、社会にアピールする活動ができるわけではありません。アトピーの場合、患者の年齢層は比較的若く、自分の病状が回復すれば、経済的な地盤もこれから築いていかなければなりません。回復すればしたで、失った時間を取りもどすのに必死で、アトピーどころではないことも多いのです。多少年齢はいっているものの、私自身もそうでした。

それでも、なんとかしなければならない、私に何ができるのか、渦巻く思いが私の中にありました。同時に、アトピーのことなど忘れてしまいたい、と思ったことも幾度となくあります。こういった相矛盾した思いに揺れながら、私は不器用ながら、アトピー問題に取り組んでいくことにしました。

私は、どうしてもこの不可解なアトピーという病の中でなにがおこっているのか、真実を知りたい、と思ったのです。良くも悪くも、それは私の中の〈研究者根性〉なのかも知れません。それだけではなく、もし、ここでアトピーから逃げてしまったら、アトピーは私にとって、完全にマイナスなだけの経験になってしまいます。私は、なんとしてもこの苦しい体験を埋もれさせたくなかったのです。

でも具体的にどうやってやったらよいのだろうか、そんな思いを抱いているときに、夫の紹介により出会ったのが「高[*33]木仁三郎《じんざぶろう》市民科学基金」でした。高木基金は、市民の視点に立った「市民科学者」の調査研究を支援する立場で、研究助成を行っている市民団体です。

もともと、原発を中心とした環境系の諸問題を扱う調査研究に、力を入れていました。私のように、今までアトピーについての研究歴がほとんどなく、環境とも少し視点がずれるプロジェクトは、なんとなくよい評価を受けにくいような印象を受けました。実際、後からお聞きしたところによると、審査委員会でもこのプロジェクトには賛否両論があったようです。それでも、辛くも一次審査、二次審査を切り抜け、最終的に助成をいただけたのは、成人アトピーのかかえるさまざまな問題は、原発同様、市民にとって重要な問題であると理解していただけた

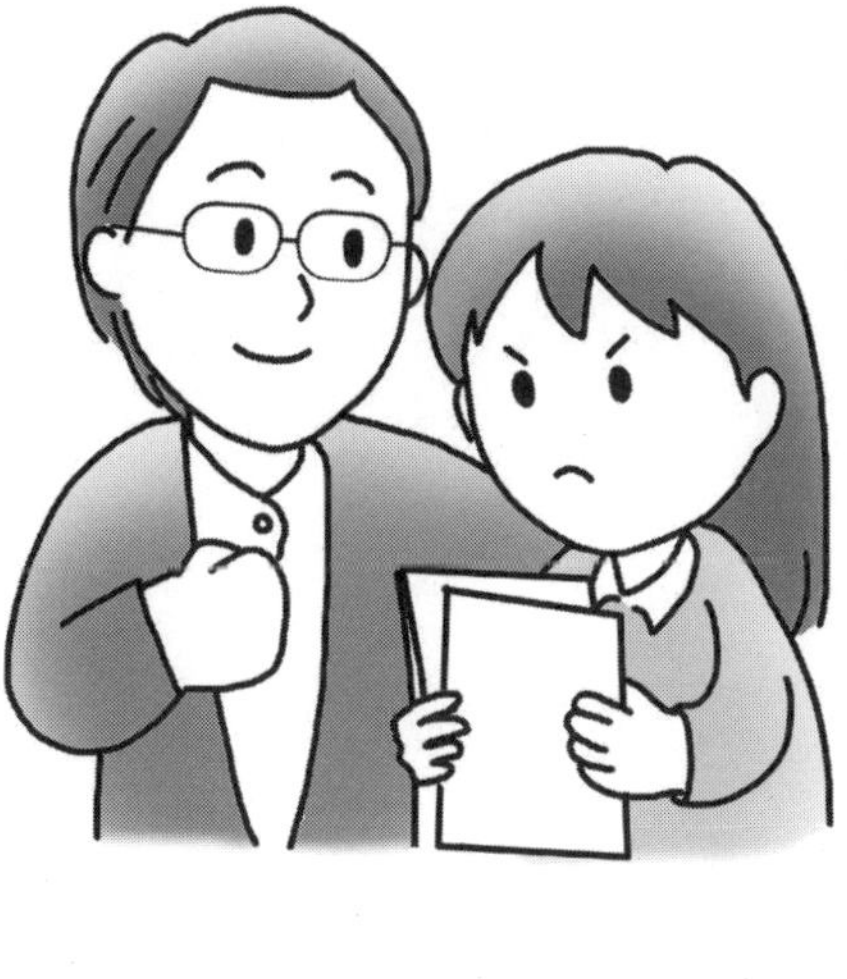

＊33　**高木仁三郎市民科学基金**　脱原発を目指した原子物理学者である高木仁三郎の遺志により設立された基金。現代科学がもたらす問題や脅威に対して、科学的考察に裏づけられた批判を行える「市民科学者」を育成・支援することを目的としている。http://www.takagifund.org/

からではなかったかと思います。

こうして、06年4月、患者さんの実態調査に着手することとなりました。数カ月して本格的に調査に取り組むようになったとき、今度はまた少し別の思いがわき上がってきました。

「私は、人として、一患者として、一研究者として、一市民として、もうここから引き返すことはできない」

それは、医療や社会が涼しい顔をしている傍ら、相当数のアトピー患者が〈医療の常識〉とはあまりにもかけ離れた体験をしていることを、知ってしまったからです。それは私の想像以上のものでした。アトピー医療の中の〈不都合な真実〉ともいえるこの現実を前に、私は呆然としながらも、この現実をなんとしても世に問わなければならない、と痛感したのです。

第3章
患者たちの本音に迫る
――アトピーを問い直そう――

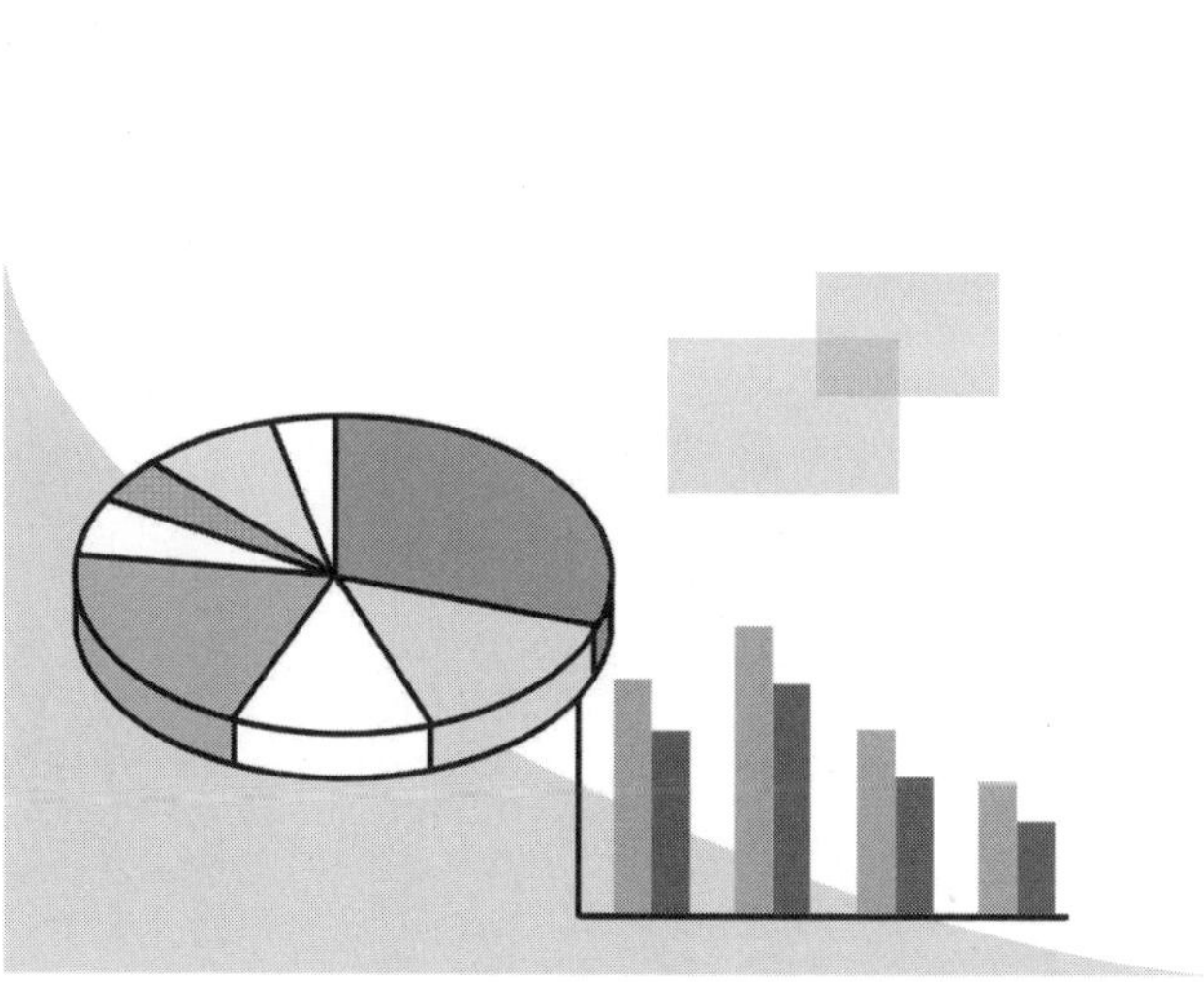

この章では、ステロイド外用剤を中心とする標準治療の場から外れた成人患者さんたちを中心に、その実態や思いをまとめています。[*34]今回の調査で成人に焦点を絞ったのは、成人と子どもでは問題点の色彩が異なること、深刻さの種類や程度にもちがいがあるためです。しかし、その病態などは、子どもでも成人でも相通じるところがありますし、実際、成人患者さんの多くが子どものときからのアトピーを引きずっています。より深刻な成人アトピーを避けるにはどういったことが必要なのか、ここから読み取れることも多いかと思います。

また、標準治療の場から外れた患者さんたちに焦点を絞ったのは、ステロイドを使う治療が標準となっている現在、そこから外れた患者さんの実態やその思いは、ほとんど置き去りにされているからです。アンケートの性格上、回答者の多くが現在ステロイド、プロトピックというアトピーにおける2大薬物治療を行っていません。当然、「ちゃんと薬を使わないから、コントロールできないほどひどくなるのでは?」という疑念も、出てくるでしょう。特に、標準的な治療を施す医師の方たちは、そう考えられることでしょう。

しかし、アトピー医療の常識はともかく、適切な薬物治療を受けているのに治らない、あるいは悪化していくアトピー患者さんがいらっしゃることは、多くのお医者さんたちも感覚としてご存じのことと思います。頑強に薬を拒否する患者さんに当惑しながらも、患者さんたちの確信に近い思いに寄り添おうとしているお医者さんもいらっしゃることでしょう。

患者たちが抜群に効くはずの薬剤を拒否するようになるには、それなりの理由があってのことなのです。多くの場合、患者は決して盲目の決断をしているわけではありません。当事者である患者以外の方たちには理解しにくいこの点を中心に、患者さんたちの本音に迫ってみたいと思います。

1　調査の方法と調査に協力してくれた患者の横顔

この調査はアンケート調査を中心としたものですが、患者さんたちの本音に迫るため、インタビューを実施し、また、語り合いの場であるフォーラムを開催して、より深くお話を聞くことも試みました。アンケート調査だけでもなかなか大規模なものになり、26カ所を数える医療機関の医師（203〜205ページ参照）、アトピーの療養者の多い豊富温泉、アトピーの患者支援団体や口コミを通して、アンケートは配布されました。協力いただいたお医者さんたちは、ステロイドを第一選択にしない方を中心としましたが、まったく使用しないというわけでもありません。

回収は、主に郵送法で筆者宛に返信してもらいました。最終的に２０８７部が配布され、なんとその半分以上の１０７４部が回収され、この手の調査としてはひじょうに高い回収率となりました（こういった種類の調査は、２〜３割の回収率が普通だそうです）。このアンケートは80問近い項目につ

＊34　今回の調査　２００６年度高木仁三郎市民科学基金の助成をうけ行われた。〈調査研究のタイトル〉アトピー性皮膚炎の成人患者支援スキーム作りのための基礎研究：患者の「困難」の構造的・歴史的理解と支援方針の検討のために　〈調査時期〉２００６年４月から２００７年３月まで　http://www.takagifund.org/grantee/05/05ando.html

いてお聞きしたもので、とてもこれだけの回収率をのぞめまい、と思っていたのですが、それだけ患者さんがつらい思いをなさっているのが、よくおわかりになると思います（調査票は２０９～２２３ページ参照）。

それではまず、アンケート調査に協力してくれた患者さんたちについて、そのプロフィールや病歴など基本的な情報についてまとめてみます。

■患者の性別と年齢

患者さんたちの性別と年齢は図１‐１のようになっています（ちなみに、図の右上の「n＝」というのは、回答者数を表します）。男女とも20代後半がもっとも高く、30代前半がそれに続いています。また、男女ともに40代以上の患者が１割以上をしめます。

ところで10年ほど前、大阪府の皮膚科医たちが大規模な患者の実態調査を行い、「大阪府成人アトピー性皮膚炎調査結果報告書（１９９６）」を出版しました。また同時期に、ア[*35]トピ

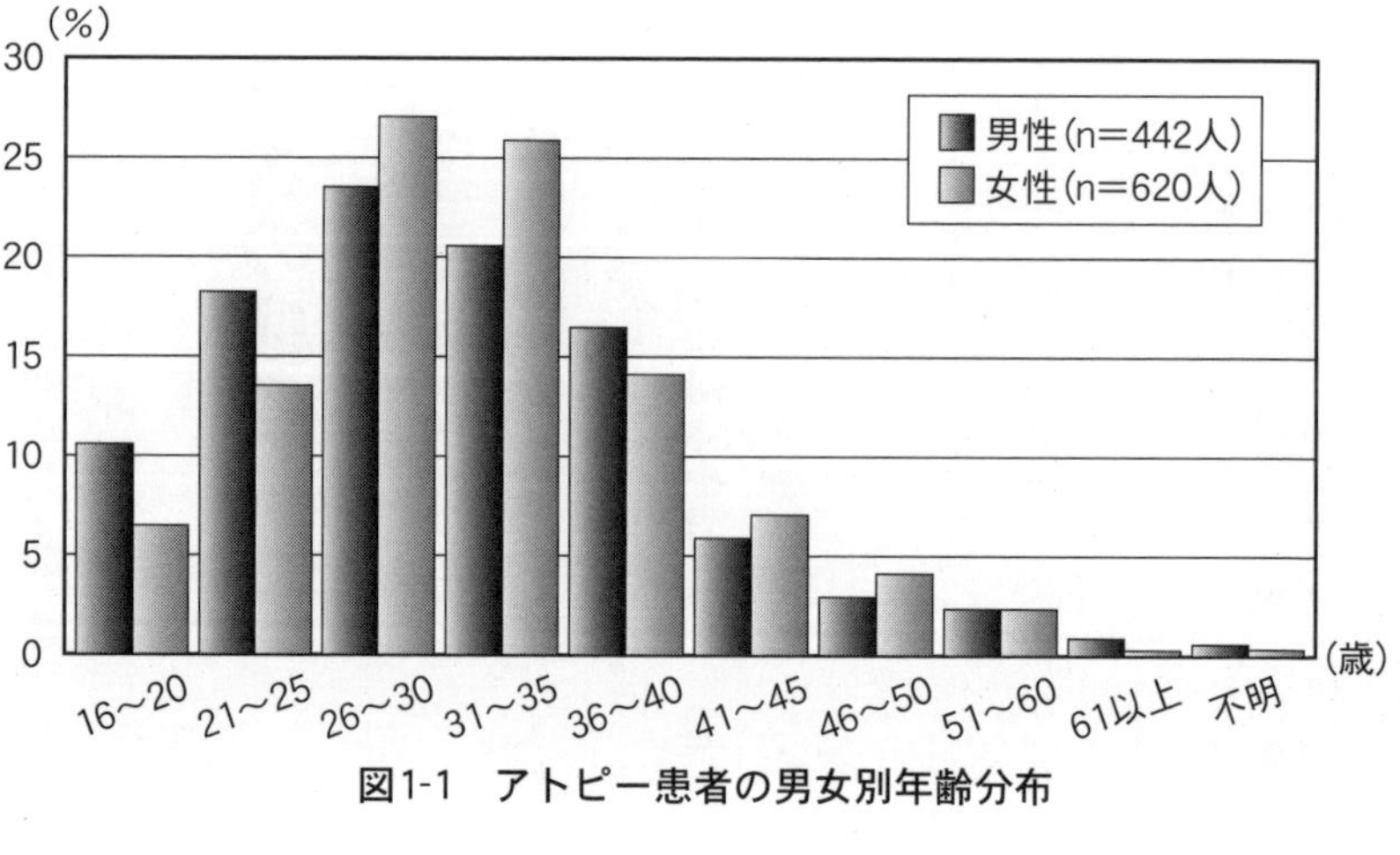

図1-1　アトピー患者の男女別年齢分布

ー・ステロイド情報センターは、今回と似た調査を行い、「アトピー・ステロイドに関する報告書（1999）」をまとめています。これらの報告では、10代後半から20代前半の患者さんの数がもっとも多くなっています。

しかし、これらの報告に比べると、今回の調査結果では成人患者の年齢分布があきらかに高年齢にシフトしているのです。90年代には、臨床現場から、アトピー患者の高年齢化が指摘する報告がいくつかなされていますが、ここ10年間でも高年齢化がストップしていないことがうかがわれます。

■配偶者の有無について

次に、配偶者の有無について、性別・年齢別にまとめてみました（表1－1）。婚姻関係は「未婚」「既婚（配偶者あり）」「既婚（配偶者なし）」に分けています。

表1-1　男女別・年齢別婚姻関係

	年　齢	回答者数	未婚	既婚（配偶者あり）	既婚（配偶者なし）
男性	16〜20歳	45人	98%	2%	0%
	21〜25歳	80人	100%	0%	0%
	26〜30歳	102人	77%	21%	2%
	31〜35歳	90人	59%	40%	1%
	36〜40歳	71人	52%	45%	3%
	41〜45歳	25人	44%	52%	4%
	46〜50歳	13人	0%	85%	15%
	年　齢	回答者数	未婚	既婚（配偶者あり）	既婚（配偶者なし）
女性	16〜20歳	40人	100%	0%	0%
	21〜25歳	86人	94%	5%	1%
	26〜30歳	168人	66%	31%	3%
	31〜35歳	157人	48%	48%	4%
	36〜40歳	85人	44%	56%	0%
	41〜45歳	44人	23%	75%	2%
	46〜50歳	25人	8%	84%	8%

＊35　**アトピー・ステロイド情報センター（ASIC）**　大阪府で活動するアトピー性皮膚炎に関するNPO。92年の設立当初から、ステロイド外用剤に対しては批判的な立場をとる。99年、大阪府よりNPO認証を受ける。

つまり、未婚は、〈結婚した経験のないこと〉を意味し、独身とは異なります。

「既婚（配偶者なし）」は、結婚したことはあるものの、死別、または離別し、現在は結婚していない人があてはまります。このカテゴリーにあてはまる人たちの数が少ないため断定はできないのですが、国勢調査（２００５年）と比較したところ、対象人数の少ない40代後半の男性をのぞいては、両性・各年代を通じて、ほとんど国勢調査の結果と大差はありません。このデータによると、アトピーが婚姻関係を解消させる原因となるケースは、数字として表れるほど高くないようです。

一方、この調査でやや高く見えた未婚率について、過去の国勢調査の結果（２００５年）と比較してみたところ、患者さんたちの未婚率が平均よりもかなり高いことがわかりました。30代前半、後半、40代前半では男女とも、国勢調査の結果より11％から25％も未婚率が高いのです。このことから、アトピーが結婚の妨げになる可能性もうかがわれます。また、病の語りの場であるアトピーフォーラムの集いなどでは、若いアトピー患者さんたちの結婚への障害を悩む声が多く聞かれました。

しかし同時に、アトピーフォーラムでは、

「結婚できないなんてことはない。自分だってひどいアトピーで結婚できたんだから。若い人に、きっと大丈夫って言いたい」（40代後半・女性）

という方もいました。また、自らもアトピー患者であるフォーラムの司会者が発言した次のコメントも印象的でした。

「つらいアトピー経験をともに乗りこえてくれる伴侶は、絶対まちがった選択ではありません。ア

トピーは、人をみる目を養ってくれます」（30代前半・女性）
たしかに、アトピーは人間関係をもひどく揺さぶるものですが、乗りこえる力を持つとき、それは人を著しく成長させてくれるものなのかもしれません。アトピーだからといって、肩身の狭い思いをしなければならないとか、人生の夢を諦めなければならない、なんてことはないのです。

■アトピーの病歴と現在の症状は？

さて、それでは患者さんたちのアトピーの病歴はどうなのでしょうか。図１‐２には「アトピーの発症時期」を、図１‐３には「アトピーを患っている期間」を示しました。そうしますと、やはり発症時期は幼年期が多いものの、思春期以降（17歳以上）の発症も全体の24％をしめることがわかります。また、罹患《りかん》期間も、10年以上の患者さんが４人のうち３人という高い確率でした。

ここ１年間で最も症状が重かったときの症状についてお聞きしますと、やはり痒みがかなり強く感じられる人が多く（「耐え難いほど痒い」44％、「かなり痒い」36％）、睡眠に支障を来している

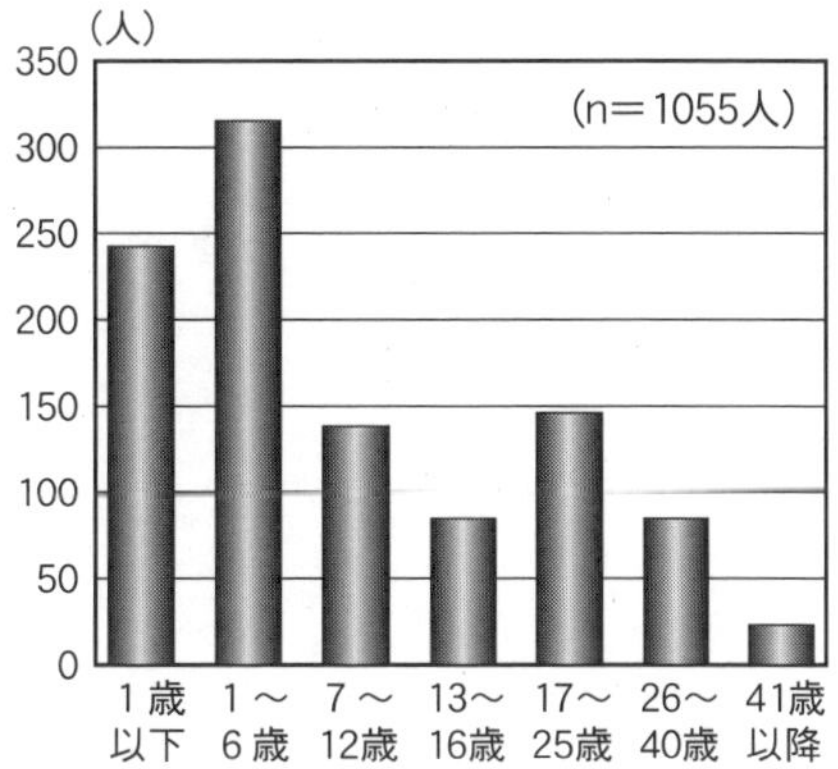

図1-2　患者たちのアトピー発症年齢

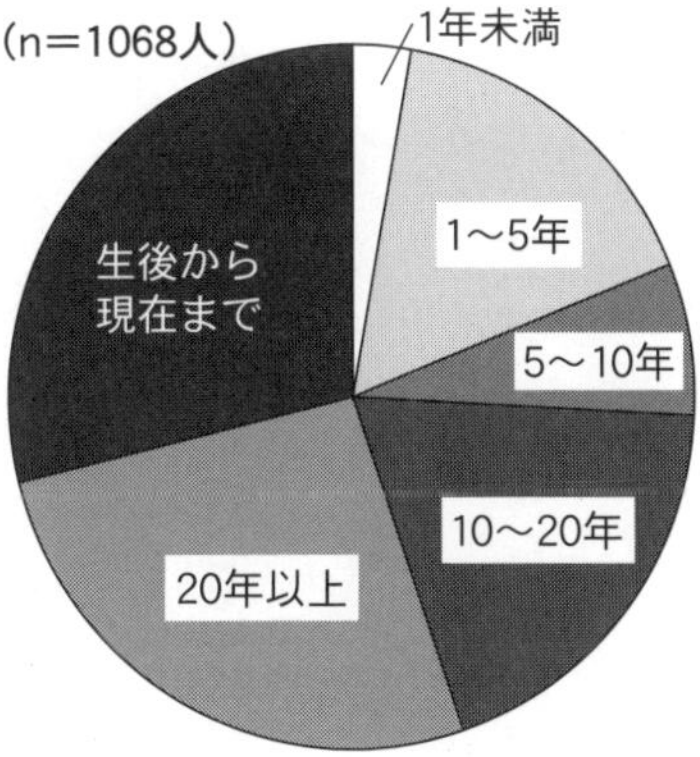

図1-3　アトピーの罹患年数

人も多いのがうかがわれます（「昼夜を問わずほとんど連続的に眠れない」9％、「夜はほとんど眠れず、朝方まで眠れない」20％、「眠れるが、すぐ目覚めてしまう」42％）。

ここ1年の入院経験も1割とかなり高率で、回答してくださった患者さんたちは、比較的症状が重い人が多いことがわかります。

2 患者たちのステロイド体験

この調査がステロイド忌避の患者さんを中心に行われたため、アンケートでもインタビューでもフォーラムでも、ステロイド外用剤に関しては、話題沸騰でした。医療現場の常識ではあまり疑われていないステロイド外用剤も、実際使用している患者さんたちは——少なくともその一部は——ひじょうに強い疑念をもってこの薬をみています。それは、ステロイドバッシングが花盛りだった一時期のことではなく、今もなおそうなのです。標準治療の死角に入ってしまったため、みえていないだけで、こういう患者さんたちは現実に存在するのです。

■みんなが使うステロイド！

それでは回答者は、どのくらいの割合でステロイドを使った経験があるのでしょうか。現在、ステロイドに及び腰の患者さんたちは、もともと薬に対して強い警戒心や偏見があったのでしょうか？

意外にも調査結果はそうなりませんでした。アンケート調査では、千人以上の方が回答してくれましたが、結果は次のとおりです。

「ステロイド外用剤を使ったことがある」98％

「使ったことがない」１％

「わからない」１％

つまり、現在ステロイドに対し忌避の傾向がある患者さんも、そのほとんどがステロイド外用剤を使用した経験があることがわかります。最初からステロイドを理由もなく拒否しているわけではないのです。

次に、ステロイドの使用期間について聞きました。幼児期についてはわからない、という方も多かったのですが、全体的に使用期間の長い人が多いようです（図２‐１）。５年以上の使用者が３分の２を超えます。

ステロイド外用剤を意識的に中止することは、俗称〈脱ステ〉とも呼ばれますが、１０００人強の回答者のうち、93％が「経験あり」と答え、６％が「経験なし」と答えています。１％未満の方が、選択肢になかった「その他」を記入していました。やはり、相当数の人が「脱ステ経験」をしています。

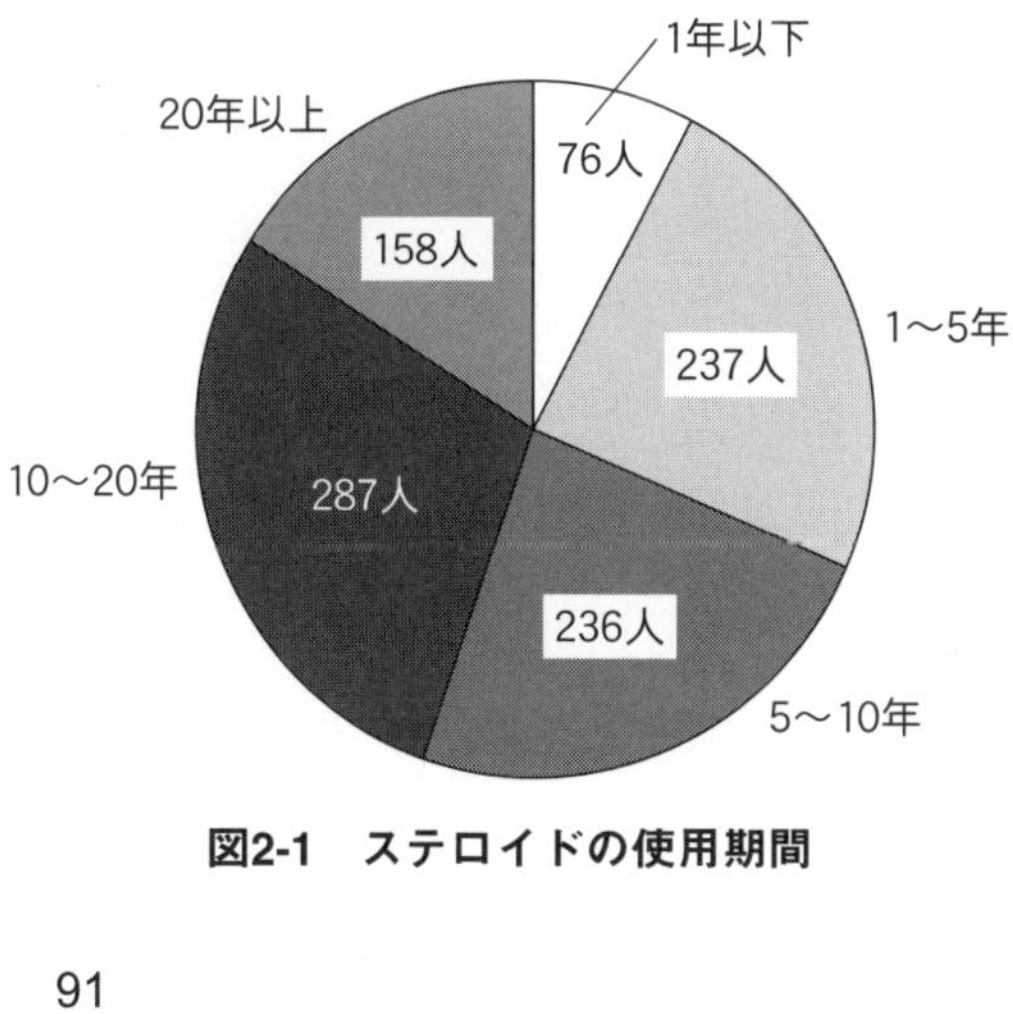

図2-1　ステロイドの使用期間

■現在の薬剤の使用は？

現在のアトピー治療において、炎症を速やかに鎮めることができる外用剤は、ステロイド外用剤と、免疫抑制剤のプロトピックしかありません。実際、この2つの薬剤はもっともよく標準治療の現場で使われているわけですが、この調査で回答してくださった患者さんたちの場合、現在の使用率はどのようになっているのでしょうか（表2‐1）。

表2-1　現在の薬剤使用の状況

ステロイド・プロトピックとも使用	49人（5％）
ステロイドのみ使用	115人（11％）
プロトピックのみ使用	57人（6％）
どちらも使用せず	804人（78％）

（回答者総数は1023人）

かなり多くの人がステロイド外用剤を使用しておらず、その割合は84％に上ります。また、ステロイド、プロトピックというアトピーの代表的外用薬をともに使用していない患者は、8割に迫ることがわかります。

それでは、これらの薬を使用していない患者さんは、すでにどの程度の期間、薬を使っていないのでしょうか。その結果は、

・1年未満…34％
・1～2年…21％
・2～5年…21％
・5～10年…12％
・10年以上…10％

となりました。ちなみに、ステロイドを使ったことがない人は1％です。全体

的に言って、まだ薬剤を中止してから日の浅い人が比較的多いようです。

一方、ステロイド、または、プロトピックを使用している方の使用頻度をお聞きしたところ、表２－２のようになりました。この結果から、薬剤を使用している人たちの使用頻度はやや高く、やはりかなりコンスタントに薬を使用しないと症状を抑えておけないらしいことがうかがわれます。

表2-2　現在、薬剤を使用している人たちの使用頻度

	ステロイド	プロトピック
ほとんど毎日	67人（39％）	41人（37％）
１週間に数回	57人（34％）	30人（27％）
１週間に１回程度	15人（９％）	12人（11％）
それ以下	18人（11％）	28人（25％）
その他	13人（８％）	――
計	170人（100％）	111人（100％）

■リバウンドの実態

ステロイド外用剤を中止すると、症状が劇的に悪化するリバウンドがみられることがあります。リバウンドとは、第２章の私の体験談でもふれましたが、薬で抑えられていた症状が、薬を中止することで劇症化することをいいます。アンケート調査で患者さんが自由記入欄に書いている内容から察するに、リバウンドは患者さんが苦悩する症状のトップといえそうですが、なぜか医療側の認識の薄さが気になるところです。

そもそものリバウンド、最初からステロイド外用剤を塗らなければ起こらなかった、と考えられますが、医療ではあまり重視されていないようで、医学書にも詳しくはふれられていません。ですから、（患者にとっては驚きなのですが）患者にとっては大問題のこの衝撃的な症状に対し、行われるべき治療やとるべき対策は、医学書にはほとんど載っていないのです。そのため、患者vs医療間のも

っとも大きな感覚のギャップにもなっているようです。

それでは、何割くらいの患者さんがリバウンドを経験するものなのでしょうか？　この調査に協力してくださった患者さんには、ある種の偏りがあるため、アトピー患者全体での把握はむずかしいのですが、まず、調査の回答者の患者さんに、ステロイドを中止した際のリバウンドについてお聞きしてみました（図2－2）。

結果は、予想どおり、「(自分のアトピー歴で）もっとも悪くなるまで悪化した」と答えた方が、圧倒的でした。〈ステロイドをやめたタイミングでのみたまたま、それ以前も以後にもないほど、アトピーが悪化する〉というのは不自然ですので、少なくともこのグループはステロイドの副作用による〈リバウンド〉といってよいと思います。「かなり悪化した」という解答と合わせると、83％に上ります。

いったい、このリバウンド、どう治療すればいいのでしょうか？ステロイドの副作用をステロイドで治療すべきというのが、標準的な治療の方針なのでしょうか？　この点が、標準治療の現場で、患者さんがもっともとまどう点かと思われます。

「急に薬をやめるからいけない。だんだんに落としていかなければ

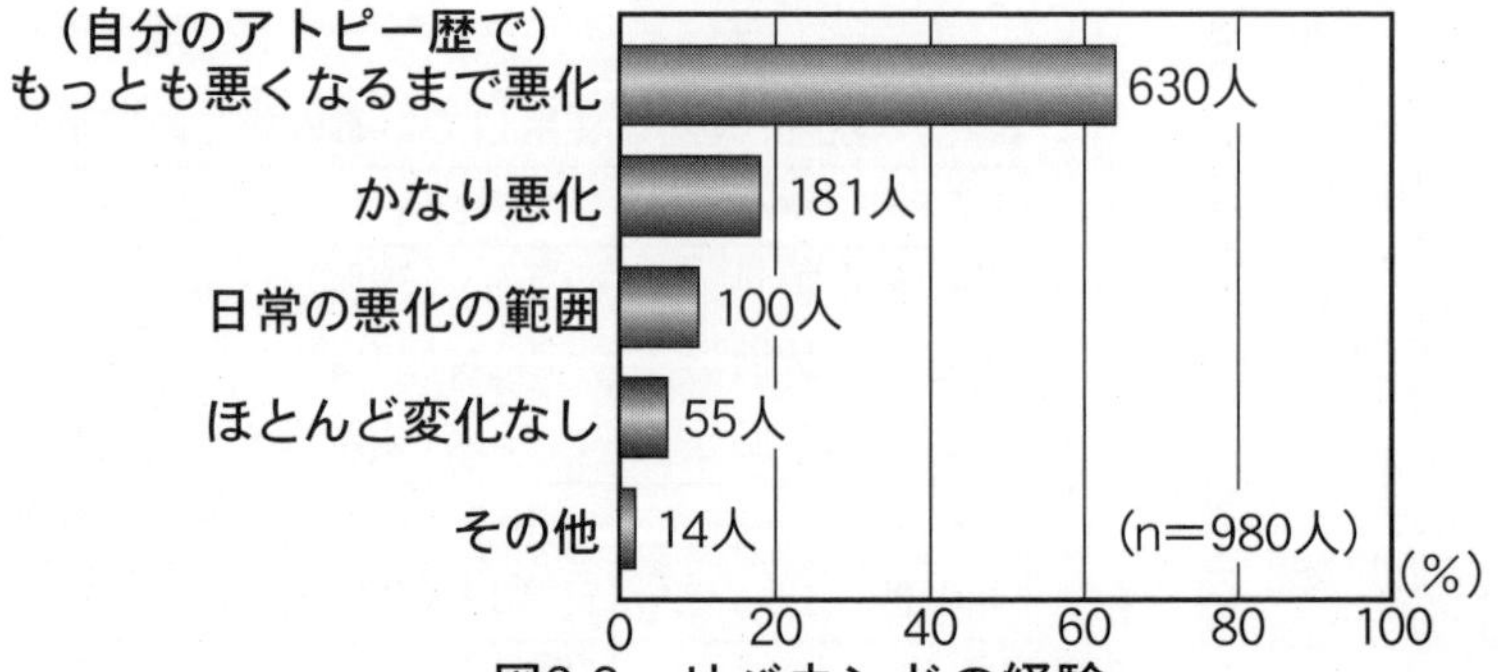

図2-2　リバウンドの経験

いけない」という標準治療の先生のアドバイスは理論的には理解できます。しかし、患者たちの現実の体験には、あまりそぐわないようです。

「先生によっては徐々に弱いステロイドをという人もいるが、それはまず無理」（40代後半・女性）

「ステロイドを使用していたころ、『いつまで使えば、よくなるのですか』と質問しても『徐々に弱いものに変えていきましょう』程度の回答しかなく、しかも、現実的にはさらに強いステロイドへ移行せざるを得なくなっていった」（30代後半・男性）

ソフトランディングしたくとも、現実にはうまくソフトランディングすることがむずかしく、患者は苦しんでいるのです。

リバウンドの症状は、ひじょうに過酷なケースが少なくありません。アンケートには自由記入欄をもうけましたが、それに入りきらないほどの思いを書き込む方がたくさんいらっしゃいました。私も第2章の自分の個人史で、その詳細について述べましたが、患者さんたちは、基本的にかなり共通した症状にみまわれるようです。

「脱ステの際、リンパ液が体じゅうから出て、服につき、それが乾き、脱ぐときにとても痛くつらかった。寝るときも、布団にリンパ液がつき、体とくっついて大変だった」（10代後半・男性）

「全身の皮膚がはがれ落ち、真っ赤になった、鏡がこわくて見られなかった、ステロイド使用歴が3年だったのでましだったが、それでも1カ月ほど『死にたい』と思う日々が続いた」（30代後半・男性）

記入されたものをまとめると、症状が劇的に悪化し、しかもすごい勢いで広がる、激しい痒みやときに痛みを感じる、皮膚が薄くなり、傷つきやすくなる、リンパ液などが止めどもなく流れ出る、リンパ液が髪の毛、衣服、寝具にくっつき、はがすときにひじょうに不快な思いをする、信じられない量の皮膚がはがれ落ちる……。これらのリバウンドの症状を、『もともとのアトピーの悪化と区別ができない」と言う先生もいらっしゃるようなのですが、もともとアトピーとはこれほどにも悪化する病気だったのでしょうか。

また、アトピーが劇悪化すれば、外見がひどく損なわれてしまうために、肉体的な苦痛のみではなく、精神的な苦痛も追い打ちをかけてきます。後に述べるように、社会的にも追いつめられてしまいます。何重もの苦悩から、アトピーは命にはかかわらないものの、

「リバウンドなどのアトピーがひどい状態のときは死にたいと思うこともありました」（30代後半・女性）

といった切実な記述をする人がたくさんいました。それほどにもひどい症状なのですが、死なない病気であるが故に理解も少ないと、嘆く声も多く聞かれました。

もちろん、この症状が永遠に続くわけではなく、早い人では数カ月で収束に向かいます。その間も、良くなったり悪くなったりを繰り返しながら、よい方向になるケースが多いようです。ここは個人差が激しいところでもあるのでむずかしいのですが、ステロイド離脱をサポートする先生方のお話によりますと、早い人で数カ月、多くの人が2～3年のスパンのうちに、なんとか日常生活に支障がない

ところまでくるようです。

しかし、ここがアトピーのむずかしいところで、数年間、もう治ったかのようによくなっても、また、リバウンドのときのような症状の悪化をみる人もいるようです。回答者の中には、

「リバウンドを乗りこえた後、10年後に再発した」（20代後半・男性）

と言う方もいました。

また、ステロイドをやめれば、それで万事ＯＫというわけでもないらしく、思いがけず長く病む方もいます。

「脱ステ10年以上になるが、なかなか治らない、ステロイドさえやめれば治ると思っていたが……。なにが有効なのか、なにを信じていいのか」（年齢無記入・女性）

もっとよいステロイド離脱の方法があるのか、それとも、副作用がそれだけ長く重く続いているということなのか、はたまた、単にアトピーが重いだけなのか、本人の気づかない悪化要因があるのか。

患者としては、はたして、ステロイド離脱に賭《か》けるべきなのか、それとも、とにかく行けるところまでステロイドで行くべきなのか、悩むところだと思います。

実際、女性のアトピー患者さんの場合、「肌がいちばんきれいなはずの20代にステロイドを止めなければ良かった。もう少し後にのばせば……」とおっしゃる方もいるのです。

いずれにせよ、確かなことは、どういった道を選ぶかの選択権は患者本人にある、ということだと思います。

患者さんも気にする方が多いと思いますが、ステロイドの使用年数と、リバウンドの起こりやすさ、あるいは主観的な症状のひどさには関連があるのでしょうか。図2‐3はステロイドの使用年数ごとにグループ分けし、そのリバウンドの様子を示したものです。

この結果から、ステロイド外用剤の使用年数が1年以下の場合と20年以上の場合、リバウンドの症状の重さの差は歴然でしょう。実際、1年以下と1年以上の使用グループから、かなりはっきりとした差が見られます。ステロイドを中止しても「変化がなかった」と答える患者さんの割合は、使用年数が増えるごとに明らかに下がっています。「ステロイド中止後のリバウンドの起こりやすさは使用年数と関係がある」といえそうです。

ここで興味深く感じるのは、5年を過ぎると、10～20年、20年以上のグループでは、グラフ上の差はほとんどなくなる点です。リバウンドが起こることが、ステロイドへの依存の傾向を示すとするなら（多くの患者さんはそう感じているわけですが）、薬剤への依存はかなり早いうちから起こってくるように思われます。

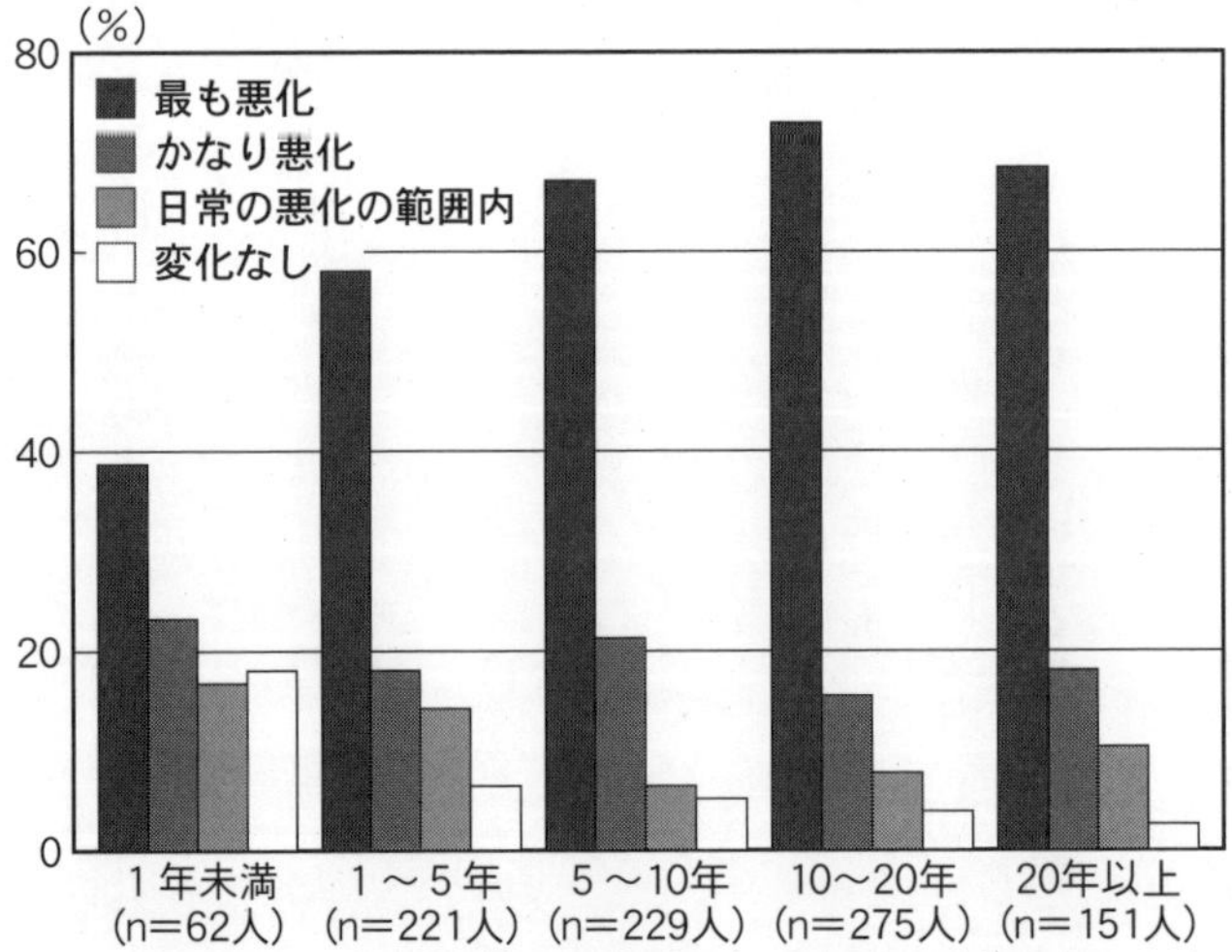

図2-3　ステロイド離脱の際のリバウンドの程度

また、わずか1年未満のステロイド使用でも、激しいリバウンドを起こす患者さんがいるのは驚きですが、個々の患者さんにお聞きすると、どうも患部が顔面であるケースが多いようです。ステロイドの顔面への使用は、標準治療のガイドラインでも、その連用に注意を呼びかけているようですが、実際には、安易に連用が行われているケースも少なくないのです（私自身、顔面の症状に対し、ロコイドとアルメタを年単位で処方され続けました）。

それでは、このつらいリバウンド、どのくらい続くのでしょうか。これもまた個人差が大きく、断定はできません。ステロイド離脱をサポートしている複数の医師の話によりますと、やはりもともとの体質によるところも大きいそうです。

「長く塗ってきたからリバウンドが長く続くか、というと、そうでもない。不思議なものだ」と述懐されるのを聞いたことがあります。

ただ、同一人物の場合は、薬理的作用を考えても、薬を長いこと使えば使うほど、また強い薬を多用するほど、副作用は強くでるのが普通、と考えられると思います。そのことを考えあわせても、やはり、薬は慎重に使われるべきものなのです。

また、ステロイドを中止する際、自分で薬を断ってしまう方も多いようですが（実際私もそうでした）、ときに大きな健康被害があり得るので、信頼できる医師の元でステロイドを中止することを強くおすすめします。特に、ステロイドの内服を中止する場合は、死に至るケースもありますので、自己判断は禁物です。

■なぜ薬をやめたの？　もう使わないの？

こんなに薬をやめるのが大変なのに、患者さんたちはなぜ、薬をやめる決意をし、その厳しいハードルを乗りこえようとするのでしょうか。ここでは、ステロイドをやめるきっかけになったことについてうかがいました。９つの選択肢のうち２つを選んでいただいた結果が下の表２‐３です（医療関係経由とそれ以外の回答に差がみられたため、表では回答の出所別に２つに分けてみました）。

いずれの配布経路でも高かったのは、「何らかの異常・副作用を感じたため」というものでした。医療機関経由では、「専門医の勧め」も高く出ていますが、それ以外の配布経路では、かなり低くなります。やはり、ここで調査協力を依頼した医療機関のカラーがかなり出たものと思われます。

もし、世間にいる一般のステロイドをやめた患者たちにおなじ質問をすれば、この表の右の欄に近くなるのではないでしょうか。世間一般で言えば、〈標準治療医〉と〈脱ステ医〉の数の比率に

表2-3　ステロイドをやめた理由

	医療機関経由の回答	それ以外の回答
症状が安定していたため	96人（12%）	15人（10%）
何らかの異常・副作用を感じたため	311人（38%）	74人（51%）
専門医の勧め	292人（35%）	25人（17%）
民間業者の勧め	43人（５%）	7人（５%）
家族・知人から言われたため	145人（18%）	24人（17%）
書籍の情報	106人（13%）	19人（13%）
インターネット情報	105人（13%）	6人（４%）
マスコミ報道	31人（４%）	9人（６%）
その他	97人（12%）	23人（16%）
計	827人	145人

はかなり差があるそうですから、医師からステロイド中止を勧められる患者は、おそらく多くないと思われます。

実際、標準的なステロイド治療を行っているお医者さんの元では、患者が強くのぞまないかぎり、ステロイドの完全な中止を指導されるケースはかなり少ないようです。私自身、患部はステロイドの副作用の出やすい顔だったのですが、「よくなってきたら薬をやめましょう」と指導されたことは一度もありません。

弱いステロイドならば、顔が患部でも、ずっとやめなくてもよいということなのでしょうか。一生でしょうか？　また、強いステロイドを処方された場合は、そのランクを落とす指導がきちんとされるケースも多いようですが、一方で、漫然と強いステロイドを出されつづけるケースもよく聞かれます。

興味深かったのは、「民間業者の勧め」と「マスコミ報道」をステロイド離脱の理由に選ばれた患者さんが少なかったことです。標準治療をするお医者さんの本を拝見すると、「無謀にステロイドを中止しようとする患者の多くが、悪質なアトピービジネスや無責任なマスコミ報道の犠牲者だ」とする記述をみかけるのですが、現実には、そうでもなさそうです。これらが決め手となって「脱ステ」を敢行した患者さんは、数にして全体の５％ほどにすぎません。

この結果から、「ステロイドをやめた理由」は、本人の自覚症状に帰するところが大きかった、といえると思います。また、「その他」を選ばれた患者さんの多くが、「ステロイドが効かなくなったから」と書かれており、また「塗っても塗ってもまた出てくるから」「ずっと塗ってきたが、かえって悪くなるような気がするから」という、治癒に結びつかない現状を訴える人もいました。これらも、本人の自覚症状による決断といえるでしょう。

このように、ステロイドをやめたのは、患者の自覚症状が大きな要因となるようです。しかし、その後の症状の悪化は半端ではありません。それでも、「ステロイドから足を洗いたい！」と思う原動力はなんなのでしょうか。

そこで、ステロイド離脱の際のリバウンドの激しさを4つのグループに分け（図2‐2参照。「その他」のグループを除きます）、これらのグループの人たちが、どのくらいの比率で現在、ステロイドを使っているかについて、調べてみました（図2‐4）。

この結果からもわかりますように、「アトピーがもっともひどくなるまで悪化した」グループでは、現在ステロイドを使用しているのは、わずか1割にも満たない人たちです。それに比べ、「かなり悪化した」グループでは17％が、「日常の悪化の範囲」のグループでは30％、「変化なし」のグループでは31％の人たちが、現在もステロイドを使用しています。

つまり、ステロイドをやめてほんとうにひどくなった人の方が、当然脱ス

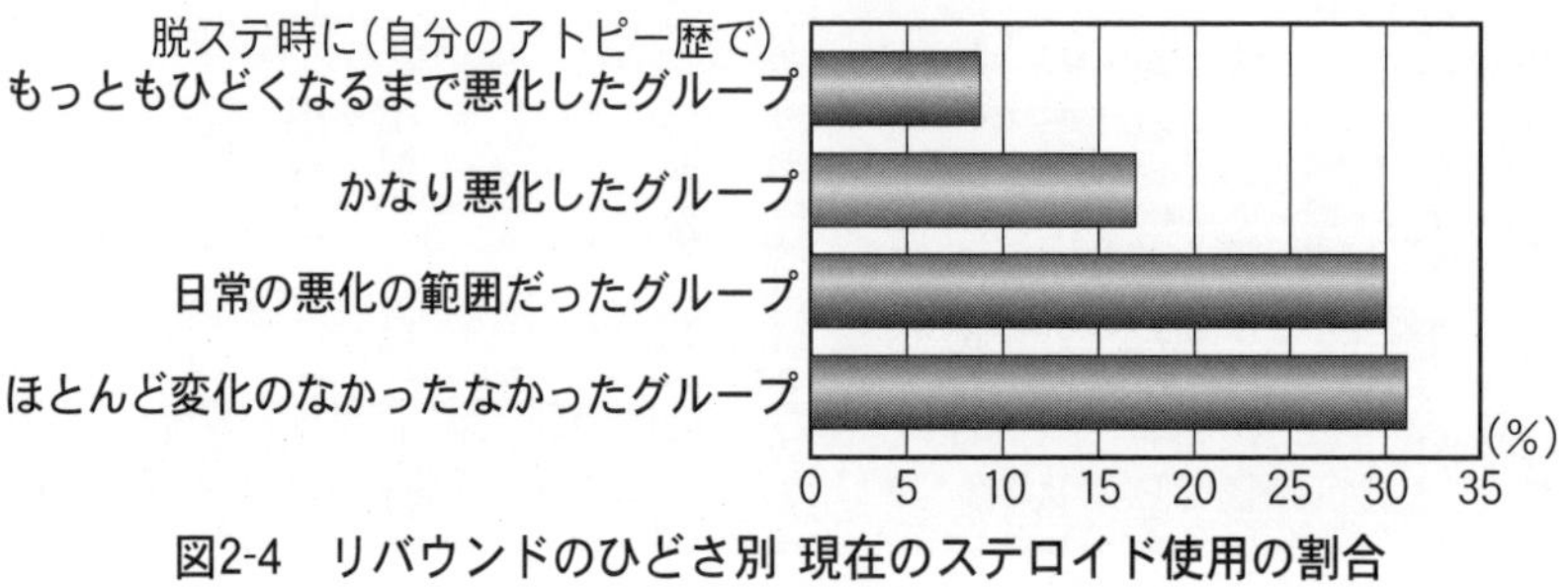

図2-4　リバウンドのひどさ別 現在のステロイド使用の割合

テも苦痛なはずなのに（あるいは、苦痛だからこそ）、現在もステロイドを使用しない選択をする傾向がはっきり見られるのです。私自身も経験したことですが、薬をやめたとたん、爆発的な悪化を経験すれば、患者はみな不安になり、その薬の正当性を疑うようになるものです。実際、「やめたとたん、こんなにひどくなる薬は使えないと思った」と語る患者は少なくありません。

患者として、常々、お医者さんに聞きたいと思っていた疑問があります。

「薬をやめたら、今までにないほどひどい悪化をするとしたら、ほんとうにそんな薬を使って、症状をコントロールしたいと思いますか？　しかも命に別状のない病気に？」

今までになくひどい悪化、ということは、必然的に〈薬を使う以前よりもひどい症状〉ということです。つまり、薬を使っても症状はよくなっておらず、むしろ悪化しているわけです。それでも、その薬を使ってコントロールすることを選ぶのでしょうか。図２‐４から察するに、患者さんははっきり「ノー」と思っているようです。

■薬を使わなくたって、アトピーがよくなる人はたくさんいるよ！

ステロイドからの離脱を考える患者さんがもっとも気になるのは、ほんとうに自分が回復できるのか、という点だと思います。私自身も、そのことばかり気にしていましたから。実際、今、ステロイド離脱の真っ最中の患者さんも、「全快は無理でも、とにかくふつうに暮らせるようになりたい」と言います。

そこで、アンケート調査では、「アトピーがもっともひどかったとき」と「現在」について、日常的な行動がどのように制限されたかについてお聞きしてみました。質問項目は、「室内の移動」「外出」「公共交通機関の利用」「通学・通勤」の4つのことに困難を感じたか、あるいは「いずれも該当しない」かどうかです。

「現在、ステロイドもプロトピックも使用していない患者さんたち」に絞って結果をまとめたのが、図2-5Aと図2-5Bです。図2-5Aからわかるように、アトピーの症状がもっともひどくなると、3割以上の患者さんたちが「室内の移動」にすら困難を感じています。そして、ここに列挙されているような行動に対し、「いずれも該当しない」と回答した方はわずかに11%です。しかし、図2-5Bの現状をみますと、その割合は5倍以上になっており、かなり行動の制限が改善されていることがわかりま

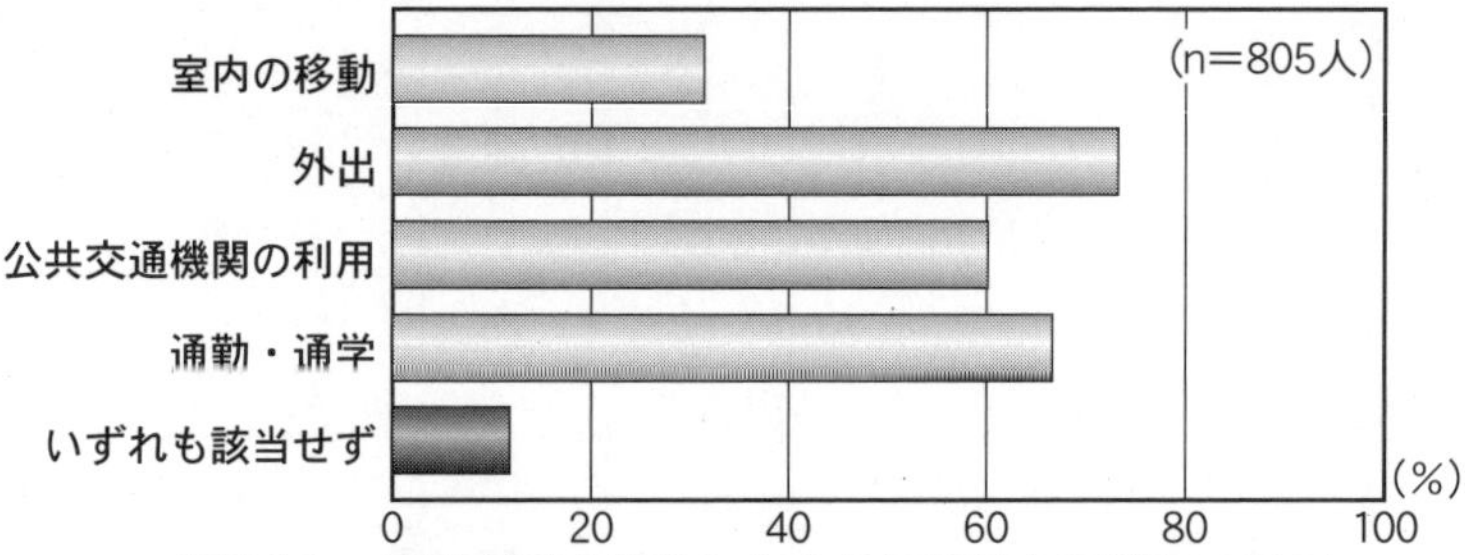

図2-5A　症状が最も悪化したときに感じた困難について

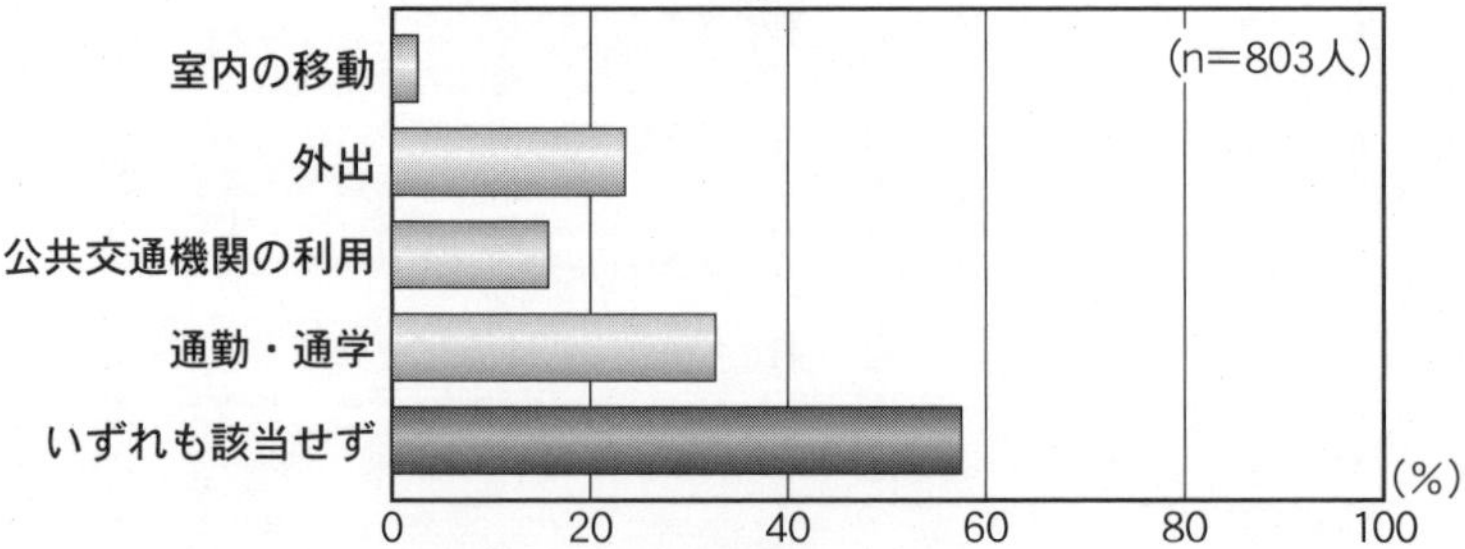

図2-5B　現在感じている困難について

す。例えば「室内の移動が困難」といっていた患者さんの割合は、32％から３％にまで下がっています。

そして、この患者さんたちは、前述のように薬をやめてからまだ２年未満の人が過半数をしめているのです。それでも、悪化時に比べれば、これだけ改善しているのです。たとえ薬を使わなくても、症状を改善していくことは可能だといえるでしょう。この結果をみると、「じゃ、薬ってなんなの？全然意味ないじゃない!?　なんでお医者さんは薬出すのよ！」と思われる方もいるかもしれません。でも、そんなことはないのです。やはり、薬は炎症を抑えてくれる効果があります。患者さん自身も、それは分かっていると思います。

次の結果をみてください。現在、ステロイドとプロトピックを使用しているグループ、ステロイドのみを使用しているグループ、プロトピックのみを使用しているグループ、どちらも使用していないグループの４グループに分け、「(行動の制限を）いずれも感じていない」と答えた患者さんの割合を調べてみました。そうしますと、表２‐４のようなはっきりとした傾向がみられます。

表2-4　各グループにおける生活に支障を感じていない人の割合

ステロイド・プロトピックとも使用	80％(49人中39人）
ステロイドのみ使用	75％(114人中85人）
プロトピックのみ使用	67％(57人中38人）
どちらも使用せず	57％(803人中458人）

つまり、ステロイド、プロトピック両方を用いているグループの８割の人が、生活に特段の支障を感じることなく過ごしており、両方を使用していない人たちでは、生活に支障を感じていない割合は、57％まで下がります。ステロイドのみ使用、あるいはプロトピックのみ使用の場合は、その中間で、それぞれ75％、

67％と続きます。つまり、薬剤を使っているケースの方が、アトピーをうまくコントロールできている実情が浮かびあがります。もっとも薬剤でコントロールするためには、前述のように（93ページの表2‐2参照）、薬剤をかなり頻繁に使わなければならないことがうかがわれますが……。

おそらくこれが、ステロイド外用剤を第一選択とするお医者さんたちのみていることだと思われます。有効な薬剤を使えば、症状を抑えることができ、生活の質（Quality of Life、以下「ＱＯＬ」と略す）も劇的に上げることができる。なぜ薬を使うことを拒むのか、と。だからこそ、多くの医師は、目の前に重い症状をかかえたアトピー患者がいれば、強く薬剤の使用を勧めるのでしょう。それが劇的に効くことを経験からも熟知しているからです。

しかし、実際は、ほとんどの患者さんたちもまた、十分に強い効力をもった薬剤を使用すれば、すぐにでも症状を抑えられることを知っています。また、休薬期間が長ければ薬の効き目がよいことは、実感として知っている患者さんも多いでしょう。

それでも、患者たちが使うことを拒否するのは、現在の症状を治めることを考えているだけではなく、もっと長い期間での自分の症状のことも心配しなければならないからだと思います。患者たちにしてみれば、薬を塗ってもその場がしのげるだけ、というのでは困ります。実際、長期的にみて、薬を塗り続けても症状がよくならない、むしろ悪くなっていく、と感じているために、薬を拒否するのだと思います。

つまり、患者にとって大切なのは、薬を塗ったそのとき、その数日だけではなく、薬を塗った後、さらには何十年後かの自分（の皮膚）が健康であることも重要です。患者さんたちには、さまざまな経験から、薬物の長期使用がその目的にかなわないという確固たる実感があるわけです。

目の前にいる症状の重い患者を治療しなければならず、なんとか楽にしてあげたいと願う医師と、将来にわたってのＱＯＬを考えなければならない患者本人では、めざすところがちがうのは当然のことと思われます。それならば、どちらの願いをより重視すべきなのでしょうか？　医師側でしょうか、患者側でしょうか？　表２-４では薬剤を使用しているグループの方が現在のＱＯＬが高かったわけですが、ステロイドに懐疑的なある医師がこの結果をみて、こうつぶやいていました。

「10年後、20年後はどうなっているんだろうか。ＱＯＬはまったく逆転しているんじゃないか」と。

薬を使うかぎり、副作用のリスクはつきまといます。このことこそが、ほかならぬ患者が背負わねばならないことであり、だからこそ、患者は薬剤使用に慎重にならざるを得ないのです。お医者さんたちが、そういった慎重な患者たちに対し、〈むやみにステロイドを怖がる患者〉と断定するのは、患者サイドの気持ちを理解していないあらわれではないか、と私などは思ってしまうのです。

3　「心のケア」と「入院治療」

■「心のケア」について

この項では、このところ、アトピー治療においても大きな位置をしめるようになってきている「心のケアの必要性」について質問をしてみました（図3－1）。

8割近い回答者が、心のケアの必要性について、「強くそう思う」「ややそう思う」と回答しました。やはり、「心のケア」が必要と感じる患者さんが多いようです。そこで、「心のケアを必要と思う」と答えた患者さんに、「どういった心のケアを求めるか？」をお聞きしました（表3－1）。

表からもわかるように、アンケートを配付したのが医療機関経由と、その他一般経由では、回答のパターンがだいぶちがいます。医療機関経由では、圧倒的に「主治医に聞いてもらう」が高く、医療機関に通っている患者たちが医師に求める期待度の高さがうかがわれます。

「熱心に話を聞いてくれる主治医をみつけるだけで、ずいぶん明るい道が開ける。治療に納得して実践すれば気分的にも救われる」（20代後半・女性）

と書いている患者さんもいました（忙しいとは思うのですが、先生方、ぜひ患者さんのお話を聞いてくださいね！　患者にとって、それが大きな支えなのです）。

その他一般経由では、「患者会・支援グループの人との交流」「（患者会でなくても）同病の人と交

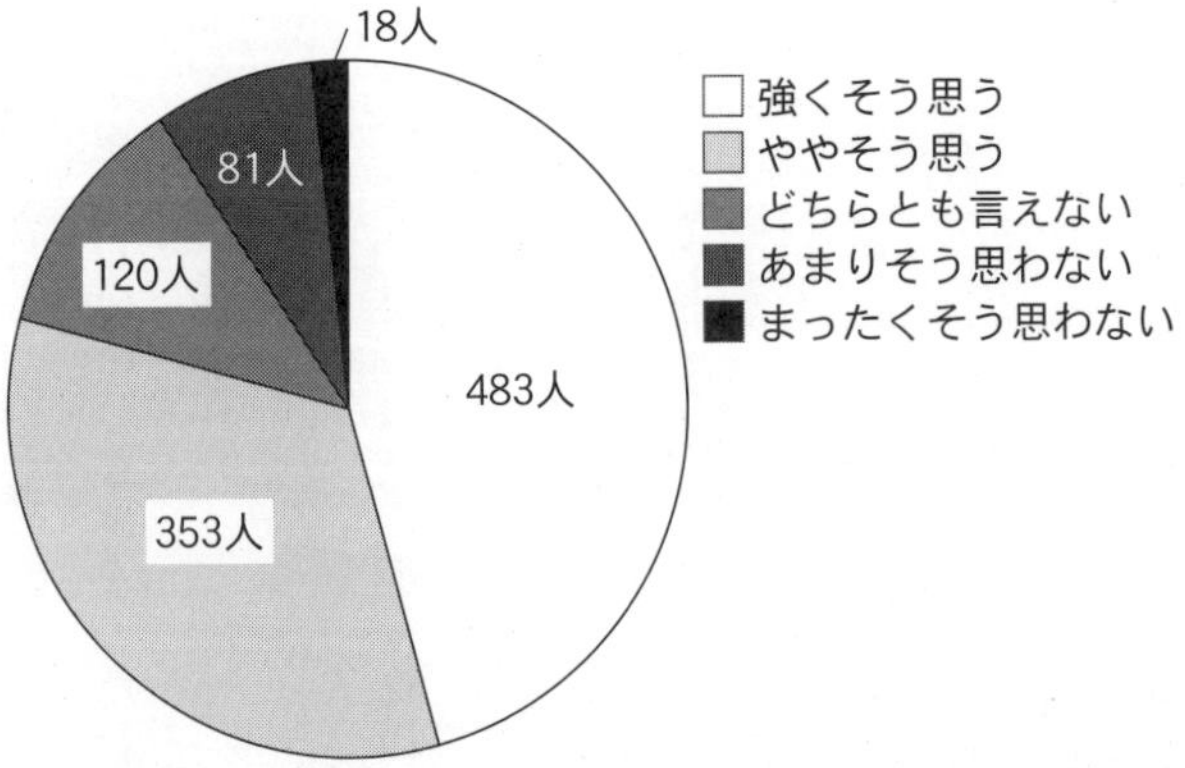

図3-1　あなたのアトピーに、心のケアは必要だと思うか？

表3-1　どういった心のケアを求めるか？

	全体	医療機関経由	その他一般経由
主治医に聞いてもらう	581人（70%）	521人（73%）	61人（54%）
心療内科・精神科	153人（19%）	128人（19%）	25人（22%）
カウンセリング	306人（37%）	261人（36%）	44人（40%）
患者会・支援グループとの交流	259人（31%）	194人（27%）	65人（58%）
同病の患者さんとの交流	308人（37%）	253人（35%）	55人（49%）
その他	63人（8%）	56人（8%）	7人（6%）
計	829人	717人	112人

流したい」「主治医に聞いてもらう」は、5割前後となりました。どちらのグループでも、「カウンセリング」の方が、「心療内科・精神科」より敷居が低そうです。「その他」では、「周り（地域社会、職場、家族、友人など）の理解」「（なんらかの）ストレスマネジメント」「インターネットでの患者との交流」「患者の体験記を読む」などがあげられました。

また、具体的に、

「リバウンドがひどいとき、ステロイドをやめて快方した方とお会いできたらと思った。アトピーの友人が一人もおらず、精神的にも心細かった」（20代前半・女性）

「おなじ問題をかかえる人との交流、治って社会に復帰している人たちからのアドバイス（がほしい）」（30代後半・男性）

とおっしゃる患者さんもいました。やはり、おなじような経験をした患者の話を聴きたいという希望が、患者側にはあるようです。

それでは、実際患者さんが医療現場で受けている心のケアの実態はどうなのでしょうか。結果は、1000人強の回答者のうち、カウンセリングを受けているのが4%、心療内科が3%、精神科が1%、いずれも該当しないが94%となりました。表3-1の「患者が望む心のケア」に比べ、はるかに少ない数の患者しか、実際にこういった「心のケア」を受けていないことがわかります。

そういった中、「患者だけではなく、家族ぐるみの心のケアが必要」というコメントも多くみられました。アトピーの苦しみに直面するのは、患者ばかりではなく、家族もまた同様のようです。

「カウンセリングの先生と母と皮膚科医が連携をとるようになってから、療養生活がとても楽になった。心理面をサポートするプロが必要」（30代前半・女性）

一方、アンケート調査にご協力いただいた先生のお一人からは、「精神科などの診療が、患者の臨む心のケアというよりは、単に薬を処方するだけの形になってしまう場合も多いのでは」と懸念する声も聞かれました。

患者がこういった医療機関――適切な心のケアをしてくれる医療機関――を自分で探してアクセスするのは、とても難しいような気がします。主治医の側にこういった心のケアをする医療機関とのタイアップがあれば、患者の安心感も大きく増すのではないでしょうか。患者としては、医師のみなさんにこういったことをぜひ考慮していただければ、と強く感じます。私たち患者も、望むことを医療側に伝えることで、患者にとっての医療を実現する努力が必要かと思われます。

■「入院治療」について―緊急避難の場所がほしい患者たち

世間の常識からは信じられないことかもしれませんが、アトピーが悪化すると、ときに入院治療が必要になります。皮膚の炎症がひどくなれば、日常生活もままならなくなってしまうからです。アンケート調査に参加してくださった患者さんも、その1割が1年以内の間に入院の経験があります。

そこでまず、みなさんにアトピーの悪化時に入院できる病院があるかどうかについてお聞きしました。その結果、1000人弱の回答者の中で、31%の方が「悪化時に入院できる病院がある」と答えましたが、これも比較的多いような気がします。世間一般で言えば、アトピーと入院は結びつきにくいと思われますが、実際、このように入院する方も大勢いますし、万一に備えて、入院先の病院に目星をつけている方はもっと多いわけです。

そこで、入院できる病院がない人は、どういった理由で入院先がないのかもお聞きしてみました。回答者684人のうち、圧倒的に多かったのが、「病院の情報を知らない」でした（438人、46%）。つまり、たとえ患者が求めなくても、医療現場側に情報提供のサービスがあれば、患者にとっては大きな安心となるように思われます。ついで、「自分の望む治療法が受けられるかわからない」（145人、21%）、「情報は知っているが（病院が）最寄りではない」（85人、12%）、「経済的に困難」（78人、11%）が続きます。「その他」を選ばれたのは81人（12%）で、この欄には「入院が必要なほど悪くはない」「時間がとれない」といった回答が多かったのですが、一方で、

「入院するということは大量のステロイドを使用され、症状をよくするということがわかっているから（入院しない）」（40代前半・女性）

「入院することや病院に対し、強い不信感がある」（20代前半・男性）

といった医療への不信を記入する人も少なくありませんでした。

また、関東圏にアトピーが悪化した際の入院施設がないことを指摘する声も大きかったです。いえ、実際、関東圏にも入院施設は当然あるのですが、患者が「ステロイドを使用したくない」といった際に認められる入院施設は少ないようです。こういった患者は関西での入院を勧められ、関東在住の人が関西に入院したという例が、このアンケート調査では多くみられました。

アトピー治療の標準的なガイドラインがどうであれ、患者が望む治療を受けられる施設が増えてほしい、こういう願いもアンケートには多く記されていました。

「カウンセリングをふくみ、治療を押しつけない入院施設の充実を望む」（40代後半・女性）

標準治療をなさる先生方は、「入院してもステロイドを使わなければよくならない」とおっしゃるかもしれませんが、実際は、入院しただけで生活環境が変わり、アトピーによい影響を与えることも多いらしく、次の設問の結果でもそういったことはうかがわれます。

「アトピーが悪化した際に受け入れてくれる入院先があった方がいいと思いますか？」。この質問への回答が図3－2に示されています。

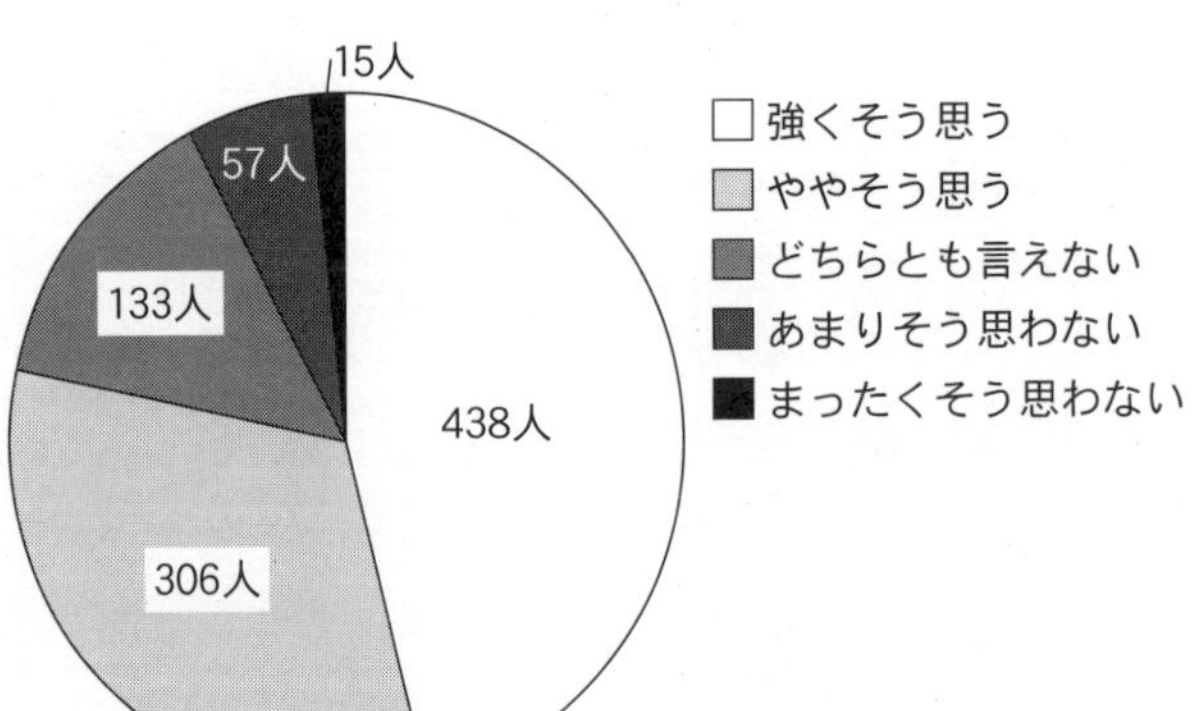

図3-2　アトピーの悪化時に入院先があったほうがよいと思うか？

表3-2　「アトピーの悪化時に入院先があるとよい」と思うか？（入院先の有無別）

	強く そう思う	やや そう思う	どちらとも 言えない	あまりそう 思わない	まったくそう 思わない
入院先がある群	77％	20％	3％	1％未満	1％未満
入院先がない群	35％	37％	18％	8％	2％

「強くそう思う」「ややそう思う」という回答を合わせて８割近くに達しました。（期せずして、この円グラフの形体は、前項「心のケア」についてお聞きした１０８ページの図３‐１の円グラフの形体とひじょうに似たものとなりました。「入院治療」と「心のケア」には、どこか通じるものがあるのかもしれません）

この結果は、入院治療への患者の期待や信頼度の大きさを示すものといえると思いますし、また逆に、アトピーが劇悪化したときのために、そういった場がなければどうにもならない、という患者側の思いもあると思われます。

ここでひじょうに興味深かったのは、「入院先がある」と答えたグループと「入院先がない」と答えたグループで、回答のパターンがかなりちがったことです。「入院先がある」と答えたグループの方が入院治療への信頼度はかなり高く、「強くそう思う」「ややそう思う」で97％を占めます。このグループには入院の体験者も多くいるでしょうし、入院先を記入した方の回答例をみるかぎり、ステロイドを使わない入院治療をしている方が大多数です。それを考えますと、間接的とはいえ、アトピーにおける（ステロイドを使わない）入院治療の有効性を示すものといえるでしょう。

また、「入院」にこだわらず、とにかく緊急避難できる場を求める声も多く聞かれました。どんな場所をという希望については以下にあげます。

「おなじ患者のためのケアハウス　共同宿泊所のような所」（30代後半・女性）

「一時的に避難できる環境の整ったスペース」(30代後半・男性)
「精神的な部分もふくめケアしてくれる療養所みたいな所があれば」(30代後半・女性)
このように、アトピーが悪化した際の避難場所を求める患者の思いは切実なのです。

4　患者たちは医療現場で何をつらく感じているのか？

患者たちがアトピーを患ったとき、当然、症状故に苦しむわけですが、医療現場でその苦悩がいっそう増すケースも少なくありません。ここでは、患者さんたちがどういった体験をつらく感じているか、具体的に何に困っているのか、などについて考えてみることにしましょう。

■医療現場で傷つく患者たち

1000人をこす患者さんたちに、「医療現場でつらい経験をしたことは？」とお聞きしたところ、約6割の患者さんが、「なんらかのつらい経験をしたことがある」と回答しました。その内容については、表4－1に示す通りです(複数回答可)。

アンケートには、自由記入欄をかなり広くもうけましたが、多くの人は欄

表4-1　医療現場でのつらい経験について

望まない治療・医療行為をされた	298人
こちらの話をまったく聞いてくれなかった	234人
医師から精神的に傷つけられることを言われた	173人
医師から怒られたりどなられたりした	134人
医療過誤としか思えないような治療をされた	114人
上記にあてはまらないが、辛い経験をした	124人

(回答者数:611人)

からはみ出すように、あるいは別紙を添付して、自分の感じたつらさを訴えていました。ここでは、もう少し詳しく患者さんの不満を、項目ごとに分けて挙げてみましょう。

やはり圧倒的に多かったのが、ステロイドがらみの不満でした。「なるほど」と思う例、「これはなかなかすごい」と思う例などたくさん出てきました。いくつかのパターンに分け、コメントの多かったものについて、ほんの一部ですが紹介します。1つの例が複数のパターンにあてはまるケースも多いようです。

【パターン1】ステロイドが強要される

「入院時、主治医がどうしてもステロイドを使うと言い、もめて、主治医を変えてもらった」（30代前半・女性）

「脱ステをして数年経っていたのに、ステロイドをその場で塗られた。ステロイドに対する不安など、話を聞いてもらえない」（30代前半・女性）

「名医といわれる医師に『顔にステロイドを塗りたくない』と言うと、『そんな赤い顔（ひどい湿疹）でよく外が歩けるな。恥ずかしくないのか』とその医師は切れた。結局ステロイドを塗るように強く言われた」（20代後半・女性）

「ステロイドを使用したくないと言うと、『素人が生意気言うな』『なにしにきたの？』とか言われたり、その場でステロイドを塗られたりした。（なんども）」（30代前半・女性）

「ステロイドを使いたくないという前提で受診しても、医師がステロイドの必要性を説明し、処方。駆けこめる病院がない。そのうえ、アトピーが悪化しているので、そのような病院だといちばん強いステロイドを処方された。ステロイドを使わない病院をやっとみつけたが遠くて大変だった。なぜ、そういう病院が数えるほどしかないのでしょうか」（30代前半・女性）

「どんなにステロイドを使用したくないと訴えても、なかなか理解してもらえなかったのがとてもつらかった。ステロイドが悪いというのではなく、患者側にも治療法を選択する権利があってもよいのでは」（20代前半・男性）

＊ここでは、母集団がステロイドを望まない患者に偏っているため、ステロイドを押しつけない治療を求める患者さんの要望はひじょうに強いものでした。しかし、逆に、ステロイドを悪と決めつける事への反発を書かれた患者さんも、わずか1例ですがありました。

「『ステロイドは悪だ』と言われた。ステロイドが必ずしも『悪』ではないことをすべての皮膚科医は患者に告知すべき。患者はすがる思いで診てもらいに行くのだから、その苦痛を早急に和らげる治療をするのが当然だと思う」（30代後半・男性）

【パターン2】ステロイドをいやがると、受診拒否

「『顔に強いステロイドは塗りたくない』と言ったら『帰れ！』と怒られた」（40代前半・女性）

「ステロイドに対する不安を話したら、『医者と患者は信頼関係で成り立つ。信用できないなら、

他に行ってくれて結構』と逆ギレされた」（40代前半・男性）

【パターン3】薬剤についての自分の経験や思い、不安をまともに聞いてもらえない

「（医師は）ステロイドのリバウンドを乗りこえた後の好転を『勘ちがいだと言って事実に耳を傾けなかった」（30代前半・男性）

「日々、自分のコンディションや何が合う合わないということは、いやがおうにも把握せざるを得ないのですが、医療機関では、お医者様の医学的知識からいとも簡単に否定されることが多く、『いうとおりしないから、あなただけ治らないのだ』と言われたことがありました。『みんなよくなっているのに』と言われ、自分も精神的に限界に近かったため、やりきれず、帰り道涙が止まりませんでした」（30代前半・女性）

「皮膚科に行けば『ちゃんと言われたとおり薬を塗ってないから悪化した』と通うたびに怒られていました。『言われたとおりに塗っているのに』と思って言うと、ますます怒られてつらかったです」（30代前半・女性）

「医者は、私がなぜステロイドをいやがるのか、聞いてくれない」（20代前半・女性）

「こちらの主張、意見、不安を『関係ない』と真っ向から否定される、食事に気をつけているのに、さもダメ人間のように怒られる。精神論で片づけられる」（20代後半・女性）

【パターン4】結局はステロイド……

「『ステロイドは副作用があるらしいので、使いたくない』というと、『たしかに副作用はあるので、ステロイドで症状を抑え、使用量を徐々に減らしていけば大丈夫』と結局治療法は変わらなかった」（30代前半・女性）

「『少しだから大丈夫』とステロイドを使わされた」（10代後半・女性）

「機械的にステロイドを処方するだけなのに、薬がなくなり通院すると『ほんとうはあまり塗らない方がいいんだ』といわれ、具体的に脱ステ、減ステの方法は示してもらえなかった」（20代後半・女性）

【パターン5】エスカレートしていくステロイド。先の見えない治療方針……

「病院を変えるたびに強いステロイドを出され、最終的には飲み薬も塗り薬も合わなくなった。リバウンドでとてもつらい思いをしたけど、今少しずつ落ち着いてきて改善された。ステロイドを使わなくても治ることを知った」（10代後半・女性）

「ひたすらステロイドを処方。どんどんランクを上げられ、最後には、手はデルモベート[*36]（最強ランク）、体はアンテベート[*37]（次強ランク）を1年以上使用、依存に」（20代後半・女性）

「10年間同じ病院でステロイドをなんの説明もなく出しつづけられた。どんどん強い薬になり、効かなくなった」（30代前半・女性）

「症状が悪化すると、さらに強い薬を出されるだけ、なんの説明もない」（20代後半・女性）

「（医師から）昔、大人になったら治ると言われ、ステロイドをどんどん強くされた。それ以上のものがなくなると、副作用だから仕方ないと言われた」（20代後半・女性）

【パターン6】「それってあり？」という処方をされる

「ただの軽いアトピーに内服ステロイドを1カ月処方、ムーンフェイス[*38]になった」（20代後半・女性）

「ステロイド内服の副作用の説明なしに6年続けられた」（30代前半・男性）

「軽い症状に対してデルモベート（最強ランク）、薬の使用方法についての説明はなかった」（20代前半・男性）

「『症状が変わらなければ、診察はいらないから薬だけもらいに来て』と言われ、実際もらいに行くと、太いチューブ5本（ステロイド）を渡された。そんなことが続き、ステロイドを塗っていれば

＊36　デルモベート　「最強」ランクの合成副腎皮質ホルモン外用剤（26ページの表参照）。

＊37　アンテベート　「次強」ランクの合成副腎皮質ホルモン外用剤（26ページの表参照）。

＊38　ムーンフェイス　ステロイド（グルココルチコイド）の内服などによる多量投与によって起こる副作用の一種。「満月様容貌」とも呼ばれ、顔の腫れが起こる。しかし、アトピー性皮膚炎で用いられる外用剤の副作用では、ムーンフェイスがみられることは稀で、患者の訴えは「リバウンドによる症状の劇症化」や「酒さ様皮膚炎」であることが多い。ただし、それらもステロイド外用剤の副作用と考えられる。

症状も治まっているので、使い方がマヒしてしまい、どんどん使うようになってしまった」（30代後半・女性）

【パターン7】「ステロイドは入っていない」と言われた塗り薬がステロイドだった。あるいは、「副作用のないステロイド」と説明され、処方された

「『保湿クリームみたいな薬だから』と言われ、ステロイドを出された」（30代前半・女性）

「ステロイドを使っていないと信じていた医師がステロイドを使っていた」（20代後半・女性）

「ステロイドは入っているが、特別に副作用が出ないようになっていると説明を受け、1年間全身に使ってしまった」（20代前半・男性）

パターン6や7では、標準治療のガイドラインの基準からみても、かなりおかしな例が数多くありそうです。そもそもガイドラインは、患者を守るために作られた「はず」だと思いますが、ときに、お医者さん側のステロイド治療の免罪符になっていることがあるような気がしてしまうのです。

【パターン8】薬の説明をほとんど、あるいはまったくされなかった。薬のことを深く聞こうとすると、いやな顔をされた（このパターンはあまりにも多すぎて、コメントを選ぶのも大変というかなんというか……）

「知らないうちにステロイドを使われた」（20代前半・男性）

「先生によっては対等に話をしてくれない。言ってもわからないと思うのか、説明を短くするのみで、副作用についてはあまり言わない」（20代後半・女性）

「ステロイドの副作用を教えてくれなかった。こんな大変になるなら使用しなければよかった」（30代前半・男性）

「ステロイドとは聞かされず、ステロイドの注射を毎日打たれ、ひどいリバウンド症状が出た」（20代前半・女性）

「『成人すればアトピーは治る』と言われつづけ、それを信じて通院していた。薬について、よいことだけではなく、悪いことも包み隠さず説明してほしい」（20代後半・女性）

「ステロイドの使用について、こんな症状は副作用だとか、もう少し説明がなされなければ危険だと思います。私は、なにも知らず、医者の出す薬は治る薬と（信じて）、幼少期からずっと塗ってきました。今考えたら、ホントに怖いです」（30代後半・女性）

「薬の使用制限や副作用について聞くと、（医者に）いやな顔をされる」（30代前半・男性）

「人の話を聞かない医者が多いので、診療がすぐ終わるのはつらい。詳しく聞こうとするといやな顔をし、『それなら他に行っても結構』と言われた」（30代前半・男性）

一般的に「ステロイド外用剤は適切に使用すれば、副作用の心配はない」という標準治療の先生方のコメントはよく聞かれますが、でも、患者が薬の使用方法について、まるで説明を受けていないならば、どうやって〈適切に〉使用できるのでしょうか？
また、患者の間でよく話題になりますが、「ステロイド恐怖症と断定される」ということもあるようです。〈恐怖症〉というのは、合理的な根拠のない恐怖心を指すと思うのですが、患者の実体験は合理的根拠にはならない、ということでしょうか。もしそうなら、患者の症状を聞くこと自体が意味がない、ということでしょうか。そんなはずはないと思うのですが。

ステロイドがらみの出来事のほかにも、患者さんたちが医療現場でつらい思いをしなければならないことは山積しています。

★〈待ち時間長すぎ！　診療時間短すぎ！〉は、多くの患者さんの不満になっているようです。短い診療時間は、医師と患者のコミュニケーション不足にもつながっているようです。
「数時間待って数分で診療が終わる。患部をよくみない、気持ち悪いの？」（30代前半・女性）
「医者の診察のさい、1分くらいで診察が終わり、僕の言いたいことなどまったく聞いてくれず、薬を処方された。ステロイドの説明、薬、注射の説明はなかった」（20代後半・男性）
「テスト期間中、テスト勉強をしながら3時間診察で待った。私とまったく向き合わず、話も聞いてくれなかった。帰りに教科書を持ちながら悔やし泣きをしたことを今でも覚えています」（20代前半・女性）

「常に混んでいる病院で診察も２分程度、薬の説明もなく、強いステロイドを長期にわたり処方された。知らずに使用しつづけてしまった」（20代後半・女性）

「診療所はとても混んでいて、診察時間は短すぎた上、先生が毎度替わるので、私の状態を全然把握してもらえていなかった」（20代前半・女性）

★患者の意志にそわない写真撮影やデリカシーのない扱い

「服を全部脱がされ、患部（ほとんど全身）の写真を撮影。待合室とはドア１枚しかない診察室での出来事です」（20代前半・女性）

「入院したときに『資料のために上半身裸の写真を撮らせて』と言われ、拒否したのに脱がそうとした」（30代後半・女性）

「了承も得ないで患部の写真を撮られた。今、その写真がどうなっているのか不安」（20代後半・女性）

「アトピーがひどくなって大学病院に行ったら、なんの断りもなく、同年代の研修生７〜８人に囲まれた」（20代後半・女性）

「大学病院で、たくさんの医学生に囲まれ、私になんの話もなく、見せ物状態に」（30代後半・女性）

「『薬が乾くまで待って』と言われ、ショーツ１枚で15分ほど待たされた。女性のドクターが行き

来する。同性とはいえ、恥ずかしく情けなかった」（30代前半・女性）

「上半身裸で待たされ、医者か関係者かわからない人が右往左往していた」（30代後半・男性）

★「一生治らない」と言われた

「『一生治らないよ』といわれたことがつらかった」（40代前半・女性）

「H病院でまったく感情のこもっていない言葉で『典型的なアトピー性皮膚炎ですね。治りませんよ』とあっさり言われて帰らされた」（20代後半・男性）

この例もなかなか多いです。「一生治らない」という宣告、お医者さんはアトピー体質の治りにくさを指摘したつもりかもしれません。しかし、患者さんの方は、今あるひどい症状が一生治らない、あるいは、アトピーから一生逃れられない、と宣告されたと思うものです。

アトピーの症状は基本的に良くなったり悪くなったりを繰り返すもので、また一生治らないなどと断定はできません（実際、昔は、大人になったら治る、が常識だったじゃないですか！）。こんな誤解を患者に与えてしまう医療とはなんなのでしょうか。一方、こんな逆の例もあり、患者の心情がよく分かります。

「紹介された先生のところで、『アトピーは治るよ』といわれた。ほんとうにここに来てよかった、と思った。今まではみな『アトピーとうまくつきあっていこう』とステロイドを出すところだった。言葉でも癒され、よくなってきました」（20代後半・女性）

★精神論で片づけられた

「『あなた自身の意志が弱く、ストレスをコントロールできないから悪化するんだ』と言われた。どん底の人なら自殺していたかも⁉と思った」（40代後半・女性）

「『病は気から』『神経質だからアトピーになる』といわれた」（30代前半・女性）

★親を侮辱される

「まだ成人していなかった頃、通院した病院で、『親が過保護に育てるからだ』とか、根拠のないことで、母親を責めるような言葉を受けた」（30代前半・女性）

★「デリカシーなさすぎない⁉」「そこまで言うか⁉」という暴言の類

「『何でこんなに汚いの⁉』と初対面で言われた」（30代後半・女性）

「『アトピーなんて治らないよ。なんでここに来てるの？　病院なんか変えても無駄だよ』と冷たく言い放たれた」（30代前半・女性）

「『アトピーのせいで離婚したケースを何組もみてきた』などと言われ、不安な気持ちにさせられた」（30代前半・女性）

「皮膚科で、彼氏の親の持病のことを話したら、『あなたはアトピー、彼氏はその病気になるかも。

こんな二人の間に生まれてくる子がかわいそう』と言われた」（30代前半・女性）

★「なんですぐ怒るの？　すぐどなるの？」

「偉いお医者さんだったらしいが、治療に少しでも通わないと、どなる、怒る、治す気があるのか？　などとひどい言葉をあびせられた」（40代後半・女性）

「ある病院で、診察中に自分の意見を言ったら、『だから治らないんだ！』とカルテを破られ、そのまま帰ろうとしたら、診察代だけは請求された。つらく、悲しかった」（30代前半・女性）

「転院の際、カルテ開示を求めると、『だめだ！』とどなられた」（40代後半・女性）

「『私の出す薬はすべて使いきりなさい。次に来る2週間後までに』と言って、ステロイドの薬をたくさんだし、使いきっていないと怒る。しかも、他の患者さんに丸聞こえするくらいに大声で」（30代前半・女性）

「（看護師である自分に対し）『だから看護師とかは処方しにくいんだ!!　余計な知識があるし、中途半端にしか知らないくせに、そんなことを言って！』と怒られた」（20代前半・女性）

「アレルギーテストを求めると『素人が口を出すな』と言われた」（30代後半・女性）

こんな例をみますと、一部のお医者さんは、患者より自分を偉いと思っていて、患者の言葉など耳を貸す必要性はなく、患者はどんなことを強いられても黙って聞くべきで、そうでない患者は自分の診察室から追い出してもかまわない、と考えているのでは、と疑ってしまいます。

もちろん、患者さんも症状が重い中、感情的に不安定になったり、症状の重さ故に医師につらくあたったりすることもあるだろうと思います。一方的に医師の側にだけ責任があるとは思いませんが、それにしても、「日本の医療、これでいいのか？」と思わせることが多すぎないでしょうか。人はみな医師もふくめ、だれでも患者になりうるのです（患者に向かってどなり散らす医師だっておなじことです）。

残念ですが、看護師の対応によって傷つく患者さんも多くいるようです。

「看護師さんによっては、さも汚い病気と言わんばかりの態度をとる人がいます。とてもつらいし、悲しいです」（40代後半・女性）

「看護師から若はげと言われた」（30代後半・男性）

「看護師に『早くアトピー治さないとお嫁に行けないね』と言われた」（20代後半・女性）

「入院中看護師が不親切。アトピーで入院したが病院としてのアトピー患者に対する対応はできていなかった」（30代後半・女性）

ここに示した多くの事例から、癒されるべき医療現場で、医者や看護師の心ない言葉や対応によって、患者がぼろぼろになるまで傷つく例は、相当多いように思います。ここで挙げられたさまざまな例が、異口同音といった感じで、何人もの患者さんたちによって語られていました。おなじ患者として、悲しく憤りを覚えます。こういった現状が少しでも変わってほしい、と心から願わずにはいられません。

■治療費はさらなる負担

アトピー患者たちが集まると、もっとも話題になりやすいことの一つは、「アトピーにはお金がかかる」ということです。純粋な医療費だけではなく、病院までの交通費、アトピー肌用のシャンプーや石けん、防ダニフトン、保険のきかない特殊な治療等など……をふくめると、かなりの金額になってしまいます。

そこで、これまでのアトピーの治療に使った金額、あるいは、医療機関以外でアトピーにかけた費用についてお聞きしてみました。

その結果、「まったく見当がつかない」と答えた回答者をのぞいた場合、治療費に１００万円以上使ったというのは33%、医療機関以外の出費が１００万円以上かかったという人が22%ということでした。

長い病歴をもつアトピーの場合、今までにかかった費用の合計はと言われても、なかなか難しいようです。また、通院にかかった交通費や温泉治療のための宿泊代などをふくめた人もそうでない人もいるでしょう。そう考えると、ここで出た数字自体には大きな意味はないかもしれませんが、いずれにしても、相当額をアトピー故に支払っているという事実にまちがいはないようです。

そういった現実を反映してか、多くの人が、代替治療や保湿剤などに対して保険適用を求めていました。治療そのものに費用がかかるだけではなく、アトピーが理由で仕事に就けないなどの経済的困難も加わり（１３７ページ参照）、患者たちの経済的状況は逼迫《ひっぱく》しているように感じられます。その結果、実に多くの方が経済的支援を求めていました。アトピーにおいて、この〈経済〉をめぐる問題は、患者の生活を脅かす重大な問題として浮かび上がってきます。

■結局、患者は医療に何を求めているのか？

たくさんのコメントが寄せられましたが、結局、患者さんたちは医療に何を求めているのでしょうか。ここでは、そのことを簡潔にまとめてみたいと思います。

☆患者側に選択肢のある医療

おそらくこのことが、圧倒的に強い要望としてアトピー患者が求めていることのように思います。

☆患者の声によく耳を傾けてくれる医療

☆患者を人間扱いし、傷つけない医療

☆メンタルケアも施してくれる医療

☆入院のような一時避難場所を与えてくれる医療

なども、多くの患者さんに求められていることとして、挙げられると思います。

また、アトピー治療に関しては、民間療法もふくめると、ほとんど情報が錯綜《さくそう》しているともいえる状態で、患者のとまどいも大きいようです。そのためか、

☆アトピー治療の正確な情報がほしい

と書かれた患者さんは相当数いらっしゃいました。また、患者が治療法をめぐって家族がバラバラになることを懸念し、

☆医師から家族へ説明をしてほしい

といった要望も多く見られました。

さらに経済的な困難からか、

☆代替治療も保険がきくようにしてほしい

☆保湿剤やシャンプーなども保険がきくようにしてほしい

☆アトピーを難病指定に！

☆重症な場合は、障害者認定を！

といった声も多く聴かれました。

もちろん、患者にとっては、病気が治ることがいちばん大切です。しかし、特効薬の登場を待ち望む声は、意外にも多くありませんでした。ステロイドで特効薬には懲りたということでしょうか。あるいは、アトピーにはもっと地道な努力が大切、特効薬で簡単に治るほどアトピーがたやすいものではない、という認識があるのかもしれません。

5　自分たちはアトピーをこうみる！

ここまで、患者さんの病歴、症状、薬剤の使用、医療現場での経験など、医療面での実態を中心にお話ししてきました。ここでは、患者さんたちがご自分のアトピーをどう捉えているか、いわゆる〈患者さん自身のアトピー観〉をまとめてみます。

■アトピーの悪化の理由は？

「自分のアトピーが悪化した原因はなんだとお考えですか？」。この質問に対する結果は、図5‐1のようになりました（複数回答可としました）。

1000人強の回答者数で、もっとも多かったのは「ストレス」。約8割の患者が、そのように感じています。実際、ストレスがかかるとアトピーが悪化する、と具体的に記述される患者さんも多くいました。またこのところ、さかんにアトピーとストレスの関連性について指摘されているので、その影響もあ

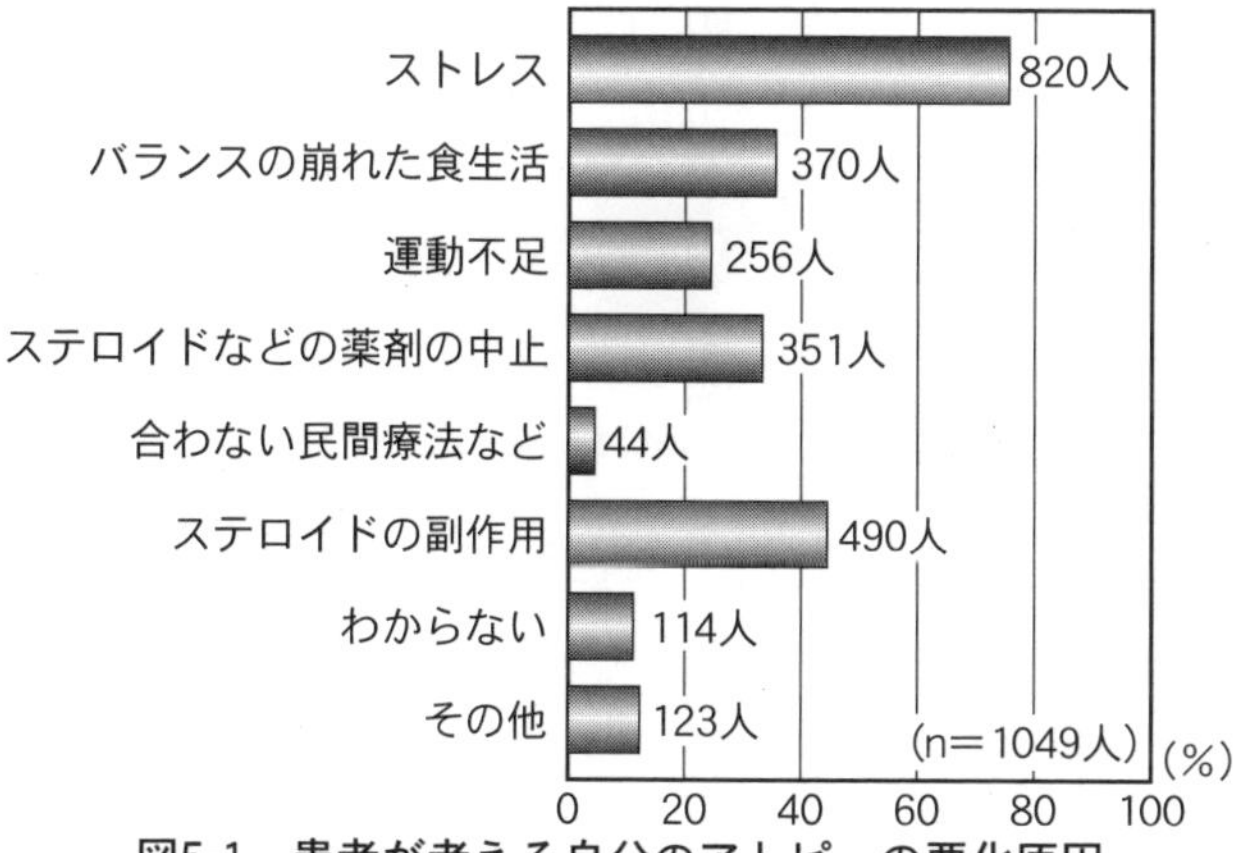

図5-1　患者が考える自分のアトピーの悪化原因

るのでしょうか。

アトピーフォーラムでこの結果をみた皮膚科医が、

「ストレスというのは、なにも心の問題ばかりではないと思います。職場で体力的にきつい労働をしたり、妊娠・出産・育児などで過労になったりすることもまた、ストレスとなります。こういった肉体的な疲労がストレスとなり、アトピーが悪化する例も多くみてきました」

と指摘されました。ストレスというと、心の問題に偏りがちな気もしますが、この皮膚科医の指摘するように、広い意味でストレスをとらえるべきなのかもしれません。

その次に多かったのが、「ステロイドなどの薬剤に頼りすぎ、副作用が出たため」で、5割近い患者がそう考えているようです。意外であったのは、「ステロイドなどの薬剤を中止したため」と答える患者が予想より少なかったことです。図2-2（94ページ参照）をみると、ステロイドの中止によって、ひじょうに悪化した人が多いことがわかります。それにもかかわらず、ここでこの選択肢を選ぶ人は4割に満たないのです。悪かったのはステロイドを中止したことではなく、もともとの副作用である、と考えている患者が多いらしく、実際、こういった意見を欄外に書く人がたくさんいました。

また、「バランスの崩れた食生活」が悪化原因となったと考える患者も少なくありませんでした。「医食同源」という言葉は、アトピーにおいても生きているのかもしれません。

この調査の母集団は、8割がステロイド外用剤もプロトピックも使用していないということは再三述べてきました。しかし、「ステロイド外用剤の副作用」を自分のアトピーの悪化原因ととらえる患者は約半数にすぎません。逆に言えば、たとえ自分のアトピーの原因がステロイド外用剤の副作用でないとしても、ステロイド外用剤を使ってもアトピーをコントロールできない、と考えている人が多いことがうかがわれます。

■自分のアトピーをコントロールする

最後にアトピーをコントロールできるようになったと考えられている患者さんに、その理由をたずねてみました。アンケートに協力してくれた患者さんの半数強から回答がありました（図５‐２）。

結果、圧倒的多数であったのは、「ステロイドの中止」であり、回答者の６割をこしました。次に続くのは、「食生活の改善」です。この母集団の性質にもよると思われますが、「漢方治療」「民間療法」などの代替治療も、「自然によくなった」とする回答より多かったのです。また、「ステロイドやプロトピックなどの標準治療に戻った」という回答は少なく出ました（誤解のないように繰り返しま

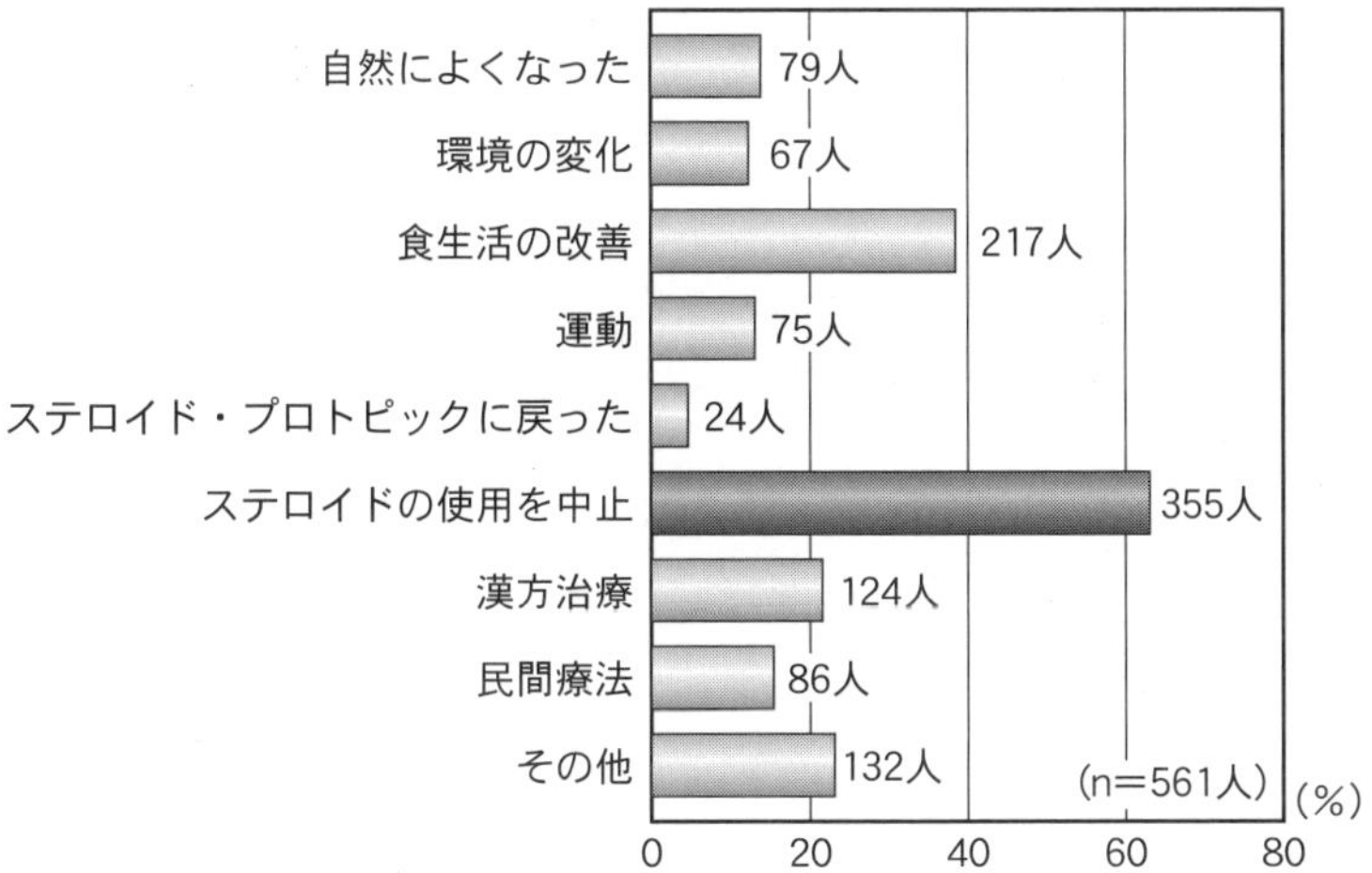

図5-2　自分のアトピーがコントロールできるようになった理由

すが、協力してくださった医療機関の先生方の多くは、こういった標準治療も行なっています）。

アトピーが悪化した場合は、ステロイドやプロトピックしかない、という医療機関の勧めはかなり一般的であるし、実際、症状を一時的に鎮める、という意味ではそのとおりでしょう。しかし、患者はときにそれを強制と受け取っていますし、ここには「ステロイドを中止」することで、いったんはひどい悪化をみても、長期的には症状が改善したと考える患者が多く存在することが示されているのです。

「その他」の欄で挙げられたのは、温泉治療、鍼、お灸、整体、脱保湿、特殊な保湿剤の使用、特殊なサプリ、メンタルコントロールなどでした。これら代替治療やアトピー対処法については、第4章で再度述べます。

欄外に自由記入欄を設けたところ、ステロイド離脱することでアトピーがよくなった経験を書く人がひじょうに多く、そのことを世間に広め、今の皮膚科の常識を変えてほしいと切実な訴えもみられました。

「ほとんどの医者はおなじ治療方針（強いステロイドから弱いステロイドへ）、それに患者の不安や限界を感じても別の方法を提示し得ない。現在はステロイドを使わない医師の治療法の結果、改善しております」（40代前半・男性）

「ステロイドを使わない地道な治療法、緩やかに完治へ進む治療法を経験したのはよかった」（30代前半・男性）

「脱ステ、脱保湿の治療を受け、リバウンドはしたが、それを乗りこえよくなった」（30代後半・女性）

「脱ステ・脱保湿をひろめてください!!」（20代後半・女性）

「（ステロイドをやめてよくなった今では）そもそも自分はアトピーではなく、ステロイドを定期的に使用するようになったことが悪化原因ではないか、と感じています」（20代後半・女性）

自分とひじょうによく似たことを体験し、訴えている人たちがたくさんいることに、私は衝撃とともに、自分自身の体験が〈気のせい〉ではなかったのだ、と改めて感じています。全体的に、ステロイド外用剤を中心とするガイドラインに対する批判や、患者の意思を無視する医療現場のあり方に対する批判が数多くみられました。

「ステロイド治療しか頭にない皮膚科学会はおかしい。ステロイドを長期連用が普通にしていれば治るアトピーを悪化させていることに早く気づくべきだ」（20代前半・男性）

「20カ所くらい今まで病院に行ったが、どの病院もステロイドに関する説明はいっさいなく、ただただ強い薬になっていった状況でした。ステロイドを止めたいと言っても、なぜステロイドを推すのか？　医療現場の裏側には何かあるのか？　すごくいろいろな部分で不信感を感じます」（30代後半・男性）

少なくとも、一部の患者にとって、今のアトピー治療の常識はかえって症状を悪化させることにつながっているように思われてなりません。患者たちは、妄想して話しているわけではなく、わが身におきたことを話しているのです。お医者さんたちに、その声をきちんと聞く姿勢をもってもらいたいと、強く願わずにはいられません。

6　患者たちの社会生活・家庭生活で直面する問題

アトピーの問題は、症状や医療面の問題だけではありません。社会生活や家庭生活も、大きな打撃を受けます。ここではそのことについてまとめてみます。

■学業や職業などの社会生活について

成人アトピー患者にとって、アトピーが打撃なのは、単にその症状のつらさだけではなく、社会生活に大きな影響をおよぼしうるからです。実際、今回のアンケート調査では、「1カ月以上外出ができなかった経験がある」と答えた患者さんは、34％にものぼりました。1カ月といえば、外出できない期間としては相当長い期間です。しかも、そういった患者さんのうち6人に1人が、外出できない期間が年単位におよんだと言っています。これでは、社会生活が打撃を受けてしまうのは当然でしょう。

そこで、アトピーの学業・職業への影響についてお聞きしてみました。「進級・進学できなかったことがある」「休学・退学したことがある」「就職できなかったことがある」「休職・退職したことが

表6-1　アトピーが理由で阻害された社会経験について

	回答者数	はい	いいえ	どちらとも言えない
進級・進学できなかったことがある	965人	70人（７％）	816人（85％）	79人（８％）
休学・退学したことがある	966人	91人（９％）	839人（87％）	36人（４％）
就職できなかったことがある	860人	166人（19％）	594人（69％）	100人（12％）
休職・退職したことがある	774人	335人（43％）	438人（57％）	——

（注）「休職・退職したことがある」の質問では、回答欄に「どちらとも言えない」を設けていなかったので、空欄になっています。

ある」の４項目についての回答は、表６－１に示すとおりです。

その結果、学業への影響より、職業への影響が圧倒的に大きいことがわかります。「就職できなかったことがある」と答えた患者さんにその理由を聞いたところ、「職業の選択がきかない」と答えられた方がもっとも多く、「アトピーの症状がつらいから」と答えた患者さんより多くなりました。皮膚に障害がある場合、いくら本人にやる気があっても、なかなか難しい仕事も多いのが困りものです。自由記入欄には、

「職業の選択はどうしても制限される」（30代前半・男性）

「就きたい仕事ではなく、アトピーでも大丈夫な仕事を選ばざるを得ない」（20代後半・女性）

「建設業の設計の仕事をしていたが、激務でアトピーにはよくない。自分のようなアレルギーで悩む人や子どもをもつ母にも安心できる住まい造りをしたいのだけれど……」（20代後半・女性）

「接客業、飲食の仕事はまず無理」（20代前半・女性）

「正社員として就業したときに、若い社員に求められる無理を継続していけるかどうか不安」（20代後半・男性）

「働きたいのに働けないつらさは半端ではない」（20代後半・女性）

といった声が多く寄せられました。
また、せっかく勤められても、アトピー患者たちを待ち受ける職場環境は、ときにひじょうに過酷です。必ずしも周囲の理解を得られるとはかぎりません。
「普通に制服を着てOLをすることが、どんなに大変か」(20代後半・女性)
「女なのになぜノーメイクなの？　と聞かれる」(20代後半・女性)
「トイレで保湿をしている。人目が気になる」(40代前半・男性)
「上司から『おまえみたいな手でお茶を入れられたらまずくて飲めない』とか『その顔で受付にいたらお客様が怖がってこない』などと言われた」(30代前半・女性)
「ホコリのある倉庫、地下室の仕事が長期におよぶが、仕事のフォローも頼みにくい。アトピーが軽視されがちで、理解してもらいにくい」(40代前半・女性)
「アトピーによる有給休暇は可能だが、それが長期的に続いていくと困難になる。勤務査定に効いてくる」(30代後半・男性)
「美容師だが、髪の毛がよくない気がする。仕事を続けられのか毎日悩む」(20代後半・女性)
「普通の人と同様に働けなくなったとき、理解してもらえるかは、ほぼ『運』といえると思う」(30代後半・男性)
表6-1からもわかるように、「休職・退職の経験」の多さは驚くべきものがあります。退職経験者にかぎっても、22%もの人が退職しているのです。しかし、アトピー患者たちがかかえる仕事上で

の困難を思えば、この数字も不思議ではないのかもしれません。アトピー患者たちの苦悩は、世の中に知らぬまま深く潜行しながら存在しているのです。この病への世間一般の理解も決して十分ではなく、そのことがさらに患者たちを追いつめる結果になっているようです。

「『もうだめだ』と、休職や退職した回数は5回。継続して働くことができず、回復してもフルタイム労働に踏みだすことができなくなっている」（30代前半・男性）

「アトピーが理由で働けないほどの状態になるということが理解してもらえない。理解してもらえないと思うから、無理して働いてオーバーワークになる」（40代前半・女性）

「リストラを経験したが、2回アトピーで入院しているので、それも原因かもしれない」（40代前半・女性）

「2回職場をやめている。ブランクが長いと就職にさわり、30歳過ぎればキャリアを求められるので、ますます不利」（30代前半・男性）

「退院から2カ月、今は職場の理解が得られているが、長期化したときが不安」（30代後半・男性）

「勤務が長引き、睡眠時間を削らざるを得ない場合、皮膚症状の悪化を危惧するが、他人にはなかなか理解してもらえない」（20代後半・男性）

「あこがれの職に就いたが、あまりにも忙しく、ケアができず、症状が悪化し退職した」（30代前半・男性）

これらの声を裏づけるように、20代、30代では、男女とも「無職」の割合がかなり高く出ています。

20代男性14％、30代男性11％、20代女性12％、30代女性9％となり、統計局により行われた平成18年度の労働力調査の[*39]「完全失業率」に比べますと、ほぼ2倍の数字になっています。

社会的責任の重さによって、学業より職業の方が継続しにくい、ということも当然ありえるでしょう。実際、就職を機に生活のパターンが変わったり、強いストレスが加わったりで、症状が悪化する患者さんも多いようです。

しかし、学業への影響との差を考えると、年齢が高くなるにつれて症状が重くなっている例が多いのかもしれません。

いずれにせよ「子どものかかる痒い皮膚病」「大人になれば自然に治る」という従来のアトピー像は、完全にここでは姿を変えています。いったい、私たちの『何が』そんなに変わったのでしょうか？　アトピーを社会から見つめるとき、私たちはこんな問いにもぶつかるのです。

■患者は社会に対し何を要望しているのか？

ここでは、患者さんたちの社会への要望をまとめてみましょう。圧倒的多数の方が書かれていたことは、

☆なによりも「理解」がほしい

ということでした。アトピーの痒みを知らない人にとっては、そのつらさそのものを理解することはほとんど不可能なことかもしれません。

それでも、上司、同僚、友人など周囲の理解や思いやりがあるだけで、アトピー患者さんたちの負担は激減するように思います。ちょっと名言、と感心したのは、

「（他人が思う）わがままと（自分の感じる）我慢の距離が縮まったらいいな」（20代後半・女性）。

アトピー患者さんの思いを、よく表していると思います。

と同時に、患者たちは、

☆悩んでいるアトピーについて無神経にふれないでほしい

とも感じているようです。町中で知らない人から「アトピーによい民間療法」を薦められたり、さして親しくもない知人からアトピーについて根掘り葉掘り聞かれたり、同情されたり、ということについては、患者はかなりの負担になっていると思われます。

また、制度的にあったらいいな、と感じているものの代表例は、

☆経済的なサポート

☆（働けなくなった場合の）生活保護や生活支援

☆家事や育児の支援、買い物の代行サービスなど

が多く挙げられていました。

制度の改変などは難しそうですが、社会が少し歩み寄ってくれたら、アトピー患者もすごく楽になるかな、と思えるようなことはたくさんありそうです。

＊39　**労働力調査**　統計局による平成18年度の調査。http://www.stat.go.jp/data/roudou/

■患者も家族も苦悩するアトピー

アトピーは患者一人がつらい思いをするだけの病気ではありません。ときに、家族も一緒に苦悩することになります。一緒に煮詰まってしまうことも多いようで、ひじょうに難しい問題がここにもあります。

アトピーが悪化すると、日常生活をもふつうに過ごせなくなってしまうため、「悪化時の生活形態」は、「家族と暮らしていた」と答える人が圧倒的多数で85%、「独り暮らし」の患者さんは2割以下となりました（重複回答可）。

患者さんたちは、家族内でどういったことがつらく感じる（た）のでしょうか？　図6‐1にまとめてみます。

結果を整理して気づいたのは、個人差が激しいということです。つまり、全部の項目に「ない」と答える人もあれば、すべてに「ひじょうに大きい」と答える人もいます。患者さんの症状、そして、ご家族の対応によって、回答が大きく変わるようです。全体的にみた場合、どちらかというと、「自分のすべきことがこなせない」「家族に迷惑をかけてしまう」といった「自責の念を感じている」と

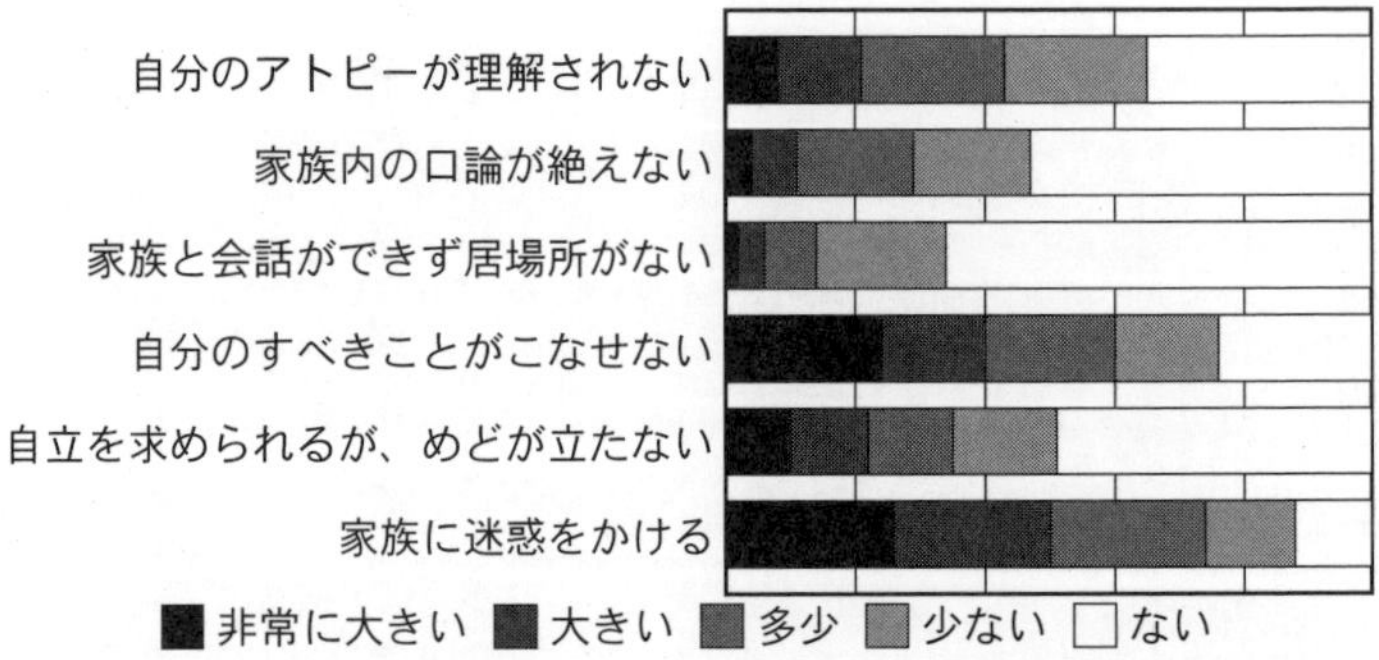

図6-1　患者は家族内でどういったことをつらく感じるのか？

いうタイプの患者が多いように思われます。

家庭の事情はさまざまで、簡単にパターン分けすることはとても難しく感じました。しかし、自由記入欄に書かれることから、よくあるパターンとしては、①家族が患者のアトピーに無関心なケース②無関心ではないが、理解しているとはいえないケース　③ひじょうに関心があり、家族もろとも苦しんでしまうケース、に大別できるようです。

また、患者側がつらいと感じる具体的な出来事としては、「家族の無理解」「家族からの傷つく言葉」「家族内の不和」「選んだ治療を認められない」「家族がひどく心配する」といったことが挙げられます。女性の場合、家事をこなせないことに対する苦痛も多く聞かれました。

「ほとんど寝たきりになり、重度の身体障害者のようになってしまったが、容易には理解してもらえない」（30代後半・男性）

「家族が食事に気を遣ってくれずに困った」（20代前半・男性）

「理解が得られず、お互いが信じられなくなる」（40代後半・男性）

「『病院を変えろ』としか言わない夫。心配しているのだろうが、理解はしていない」（20代後半・女性）

「アトピーの悪化は生活態度のせい、と毎日のように口論になった」（20代後半・男性）

「母から『あなたの意志が弱いから』『皮がボロボロ落ち』といわれ、結構きつかった」（30代前半・男性）

「アトピーが理由で会社を休んだとき、父が口汚くののしった」（20代後半・女性）
「（私のアトピーのことで）父が母を責める」（30代前半・女性）
「幼少のとき、母が私にステロイドを塗りはじめ、9年間使用。ステロイドをやめるときも、『やめなければいけないのか』等と理解が得られなかった。もう少し調べていてくれればと思ってしまった」（20代前半・女性）
「親にたまにはステロイドを塗った方がいいんじゃないかと薦められた。みている方がつらいと言われた」（30代前半・女性）
「家族の意見が分裂。治療法がうまくいかないと精神的に追いつめられる」（30代後半・女性）
「治したい気持ちがありすぎてけんかに」（30代前半・女性）
「『掻くから悪いのだ』と家族に言われ、どうしようもないのに腹が立ち、けんか。家族にもアトピーのことを医師から説明してほしい」（20代後半・男性）
「親の『代われるものなら代わってあげたい』が重荷になった」（30代前半・男性）
「手荒れがひどく水仕事が苦痛。家族に心配かけまいと平静を装っていたが、それがまたストレスに……」（40代後半・女性）
それでは、患者さんたちは、ご家族が受ける負担をどのように考えているでしょうか。予想どおり、家族の中でもっとも大きな負担がかかるのは、圧倒的に「母」（72%）という答が多く、次に「配偶者」（27%）がきました。かけてしまう負担としては、実家での生活でも、結婚後の生活でも、「精神的な負担」がトップで、「経済的な負担」が次にきました。

アトピーが重症化した場合、患者さんはものすごくストレスを感じるものです。それをみているご家族もひじょうにつらいものがあると思います。ときにご家族も一緒に精神的に上下してしまうこともあるようです。また、八つ当たりと分かっていても当たってしまう、それを申し訳なく思う、という患者さんの記述も多く、身につまされます。

「自分の病気の悪化次第で、母の精神状態が左右される」（20代後半・女性）

「症状がとても悪かったときは、とにかく何もできないし、気持ちも落ち込んで、家庭内の雰囲気も暗くなりがちだったけど、どうすることもできなかった」（30代前半・女性）

「アトピーが悪化し精神的にもまいったとき、両親に当たり、『何でこんな体に生んだの？』と泣き叫んだ」（20代後半・女性）

「精神的に不安定で、涙を見せたり、ふさぎ込んで嫌な思いをさせた」（30代前半・女性）

「家族に当たり、暴力をふるった」（20代前半・男性）

「家族は全面的に支えてくれるのに、自分は痒みや痛みのストレスで家族につらく当たった」（20代前半・女性）

こういった記述をみますと、アトピーが重症化した場合は、患者さんが家庭内で孤立してしまったり、家庭内に不和がおこってしまったり、家庭自体が社会の中で孤立してしまう傾向があるようです。

こんなとき、愚痴を言い合える仲間がいたら、家族どうしで情報を交換できたら、と思う患者さんも多いようです。そういった態勢作りも、今後の課題のようです。

■家族に対し希望すること

アトピー患者さんをかかえる家庭のあり方というものはひじょうにバラエティに富んでいるので、各々の患者さんが家庭に望むこともちがうと思いますが、アンケート調査でコメントが多く出てきた代表的なものについて列挙してみましょう。

☆家族の理解・愛情・メンタルなサポート

これがいちばんの支え、とおっしゃる患者さんは相当いらっしゃいました。

☆「掻くな」とは言わないで!

これは「できないこと」を「やれ」と言うのとおなじこと。追いつめられた患者さんをさらに追いつめてしまいます。

☆患者が心して選択した治療法は、理解してほしい（もちろん、あまりにも合理性のないものは別ですが）

☆治療法での疑問があれば、ご家族も診療に立ち会い、主治医と納得するまで話し合ってほしい

☆自然に接してくれることが患者にとっては救いになります（あまり日々の症状の評価などしない方が患者には気楽）

☆（特に女性たち、アトピーママたちから）家事・育児のヘルプ

患者同様、家族も苦悩を背負ってしまいがちなアトピーですが、家族の対応が少し変わるだけでも、患者さんの負担はずいぶんちがってくるように思われました。

■奮闘するアトピーママたち

このアンケートでは、対象数は１５６人とかぎられていたものの、アトピーをかかえながら奮闘するアトピーママたちにも質問を行いました。

まず、妊娠によってアトピーが悪化したかについてうかがってみましたが、下のような結果になりました（表６‐２）。

この結果によりますと、妊娠中にアトピーが悪化したと答えた方は、５割強いました。それに対し、妊娠中の方がかえって症状がよいくらいだったと答えた方もおり、実際、そういう人もかなりの割合でいるようです。お医者さんの中にも指摘する方がいらっしゃいますが、ホルモンバランスの変化がアトピーにも直接的な影響を及ぼしているらしいことがうかがわれます。

妊娠、出産の後には子育てが控えています。ただでさえ大変な子育てですが、出産後のアトピーママたちは、不安定なアトピーの症状に直撃されながら、子育てをしなければなりません。赤ちゃんの要求は待ったなしですし、ママたちに〈休日〉はありません。

「子どもがまだ1歳だったので寝られないストレス」（30代前半・女性）

表6-2　妊娠中のアトピーの悪化

おおいにある	ややある	どちらとも言えない	あまりない	まったくない
51人（33%）	37人（24%）	24人（15%）	26人（17%）	18人（12%）

「子どもをお風呂に入れるのも大変」（30代前半・女性）
「子どものオムツかえ、髪を結ぶとき（がつらい）」（20代後半・女性）
もう少し大きくなったお子さんの場合でも、ママたちの悩みはつきないようです。
「自分が外出できないため、遊び盛りの子どもにストレスを与えてしまった」（30代前半・女性）
家事の負担だけでもアトピー患者には重いわけですから、育児はほんとうに大変だと思われます。実際、この手の記述は数多く見られました。
それでは、こういったアトピーママたちは、だれの助けを借りることが出来るのでしょうか？　今回のアンケート調査によると、やはり断トツに多いのが夫（78％）。続いて、実家の両親（57％）、夫の両親（20％）の順となりました。しかし、夫や両親の援助以外の数字はかなり低くなっており（兄弟姉妹1％、友人5％）、やはり、子育て中のサポートは、相当身近な存在以外は頼みにくいのかもしれません。特に「該当する人がいない」というケースも7％あり、なかなか大変そうです。
一方、数こそ少なかったのですが、「その他」を選んだ4人の方の記述は興味深いものがありました。居住している自治体の子育てサポートを利用したり、NPOの支援活動を受けるなどして、かなり負担を軽くすることができているようです。支援が必要なアトピーママたちは、こういった支援が身近にあるかどうかを調べてみるとよいでしょう。あるいは、アトピーの患者支援団体が、そういった行政のシステムを調査し紹介することも、大きな支援になる可能性があると思われます。せっかくの社会的な支援、受けない手はありません。

また、「同じ境遇の母親との情報交換・相互支援」を望む患者は多く、こういったことが「大いに助けになると思う」「やや助けになると思う」と答えた方は、それぞれ61％、27％という結果になりました。アトピーママは大変だけれど、でもそれを切りぬけてきた人もたくさんいます。そういった方たちが互いに交流できるようにすることも、大切な支援の一つだと感じられました。

ここまでアトピーママについて述べてきましたが、当然、世の中にはアトピーママ予備軍ともいえる若い女性患者がたくさんいらっしゃいます。そして、彼女たちもまた、大きな不安をかかえながら生きています。例えば、自由記入欄には以下のような記述もみられました。

「姉もアトピー、妊娠時の大変さをみて、今後自分が結婚、妊娠するときのことを考えると不安です。そういった悩みを相談できる場所があれば、心強いなと思います」（30代前半・女性）

また、「子どもはほしいが、自分とおなじ思いをさせたくない」、あるいは、「子どもはあきらめた」という方もいらっしゃいます。しかし、女性にとって重要なイベントである出産を、アトピー故にあきらめなければならないなんてことがあるのでしょうか。

たくさんのアトピーママたちが、子育てや家事の大変さを訴え、そういったことに支援を求めていましたが、印象的だったのは、だれ一人として、子どもをもった事への後悔は書かれていなかった点です。「なによりも支えになったのは、子どもの笑顔」と書かれる方もいて、想像を絶するような大変さの中にも、アトピーママたちの強さや愛情をみた思いです。こんなアトピーママたちが、若い世代にアドバイスしたり、支援ができたら、若い世代の不安もずっと小さくなるのでは、と感じました。

日本では、少子化が大きな問題になってきています。こういったアトピーママたちや予備軍の方たちが少しでも孤立しないように、社会でも何ができるか、考えなければならない時期がきているのではないでしょうか。

■つらさを共有すること

アンケートの自由記入欄には、個人的に大変だったと感じていることを書かれている人が多かったです。一人の男性が

「働かなければならない男性の方が、圧倒的に大変だと思う」（30代前半・男性）

と書かれていたのが、ちょっと興味深く思われました。私自身は、卒業後は働きつづけた女性勤務者なわけですが、日本のように男女の役割分担が割合はっきりしている社会の中で、この男性のように感じられるのはふつうかな、と思っていました。

しかし、アンケート調査での皆さんのコメントを拝見するうち、それほど割り切って言えることでもない、と感じるようになりました。女性でも働きつづけなければならない状況の人もたくさんいます。そういった人は、働くことが前提の男性より、職場での状況が厳しいことも多いようです。

また、女性が役割分担を担うことの多い家事は、これはこれでなかなかアトピーに負担のあることが多いのです。特に子育てなどは、ほんとうに待ったなしのことが多く、しかも休みなしの重労働で

す。

また、この調査にも参加くださった方には、子育てをしている主夫の男性の方もいらっしゃいました。そういった方の状況をお聞きすると、社会で働かないから楽とか、家事の方が楽といったステレオタイプの判断は全然あてはまらない、と痛感しました。また、世間一般の役割分担にそわない生活形態をとっている人は、社会保障の支援を十分に受けられないこともあり、多くの課題が置き去りにされていると感じられます。

男性であろうと女性であろうと、社会で働いていようといまいと、アトピーは重症化すれば大きな負担になり得ます。患者たちはときに、自分のつらさに苦しむが故に、そのつらさを競ってしまうような傾向があるようです。私自身、そういった場面に居合わせたことがあります。もっとも、こういった傾向はなにもアトピーにかぎらないようですが。

しかし、おなじ病をかかえていれば、理解し合えることも多いはずです。つらい思いをするもの同士が、そのつらさを競い合うよりも、互いに理解し合い、支え合い、結びついていくようにはできないものでしょうか。お互いの情報交換や、ステロイド離脱を乗りこえた患者さんと現在離脱中の患者さんの語らいなど、患者レベルでも容易に実現できることはあると思います。

そういった理解の輪が広がっていけば、自然とさまざまな病に苦しむ人たちが生きやすい社会が実現できるのでは、と私は夢想しています。

第4章

患者 そして生命科学者の立場から アトピー対処法を考える

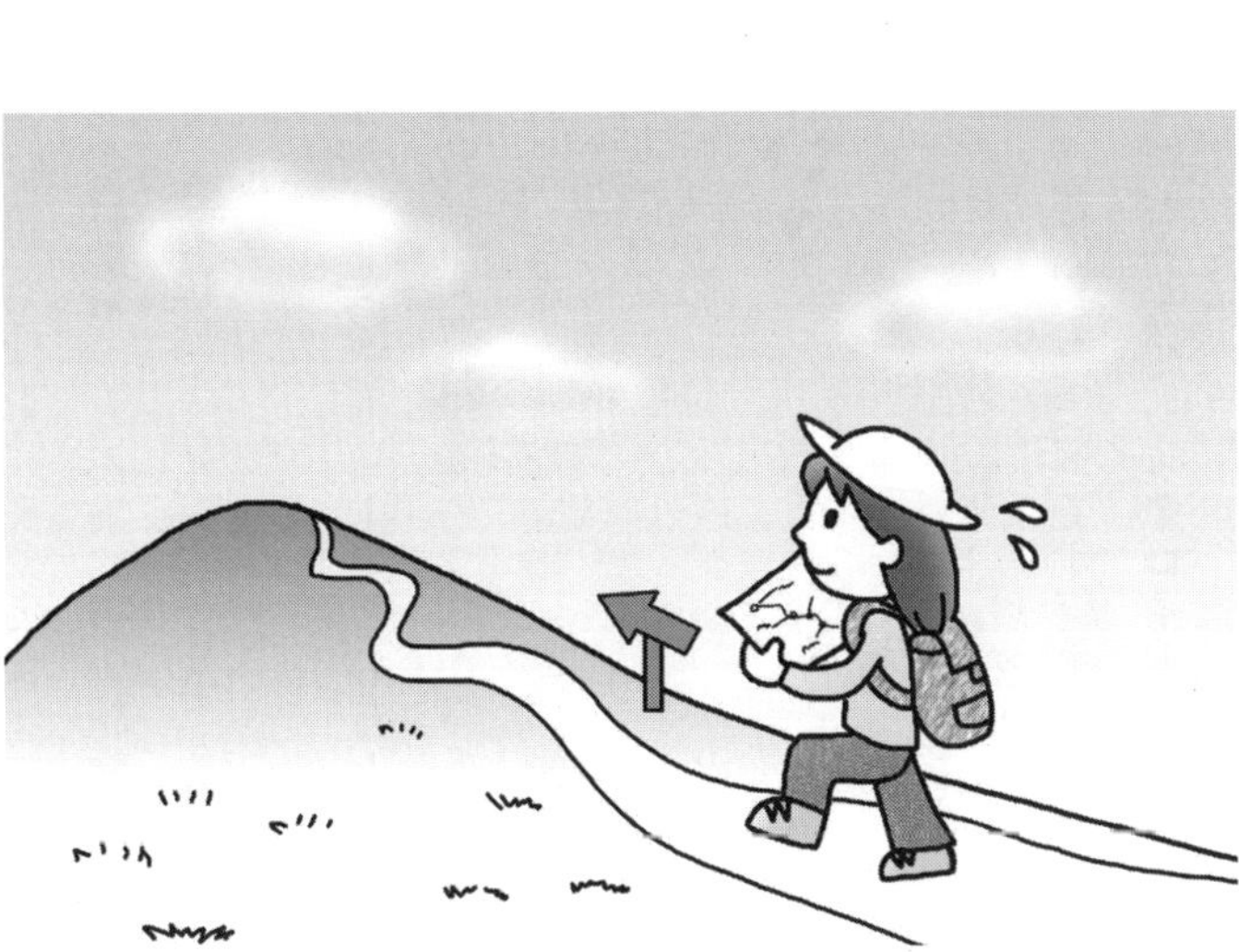

第3章でご紹介したアンケート調査やインタビュー、フォーラムなどで多くの患者さんの声をお聞きし分かったことは、アトピーにはかなり個人差があり、「こうすれば絶対万全！」という方法を示すのはむずかしいということです。それでも、自分自身の経験や、どん底に近い状態からよくなられた患者さんたちの経験を総合すると、「アトピーが改善されるにはこういったことが必要なのでは？」という最大公約数みたいなものがみえてきました。

そこでこの章では、調査にご協力いただいた1000人以上のアトピー患者の方々の経験を総合した《アトピー対処法》を、アトピー患者として、また同時に生命科学者の立場からも検証しつつ、ご紹介したいと思います。またここには、ステロイドに対し、さまざまな立場に立つ先生方のご意見もふくめました。いろいろと参考にしていただければと思います。

1　ステロイドを使う？　使わない？

おそらく、アトピー治療の最大のポイントは、ステロイドを使用するか、しないかについてでしょう。私自身、ステロイドを長期使用して明らかに失敗し、苦悩した一例です。また、多くの患者さんが自分と酷似した経験をしているのをみてきましたので、どうしてもステロイドに対しては懐疑的になってしまいます。

それでも、私は、自分のことを「ステロイド恐怖症」だとは思っていません。自分の経験を合理的に判断した合理的な結論だと思うからです。

しかし、私もふくめ、実にたくさんの患者さんたちが、医師からステロイド恐怖症と決めつけられています。ほんとうは、患者たちはそれぞれ自分の症状をかなり合理的に解析して、ステロイド拒否の結論を下しているような気がします。単に、医師たちに説明できないだけで。患者たちの話を聞いていると、そう思えてならないのです。

もちろん、私だって、みんながみんなステロイドで失敗するわけではないことは、よく認識しているつもりです。むしろ、うまく使える人の方が多いのでしょう。それだけ人の体は、外からの刺激に対し、したたかな柔軟性をもっているともいえると思います。

そこで、ここでは私なりにですが、ステロイドを使用する、しないの判断基準や、どうやったらより副作用を防げる使い方ができるのか、述べてみたいと思います。

■はじめて〈アトピー性皮膚炎〉と診断されたら？

のっけからになってしまいますが、はじめてアトピー性皮膚炎と診断された方たちは、なるべく最初はステロイドを使わないでしのいだ方が無難なように感じます。特に、患者さんがお子さんの場合は、まだ免疫系[*40]が完成していません。未熟な形で生まれるホモサピエンスの場合、まさに進化途中に

＊**40**　**免疫系**　自己と非自己を認識し、外部からの侵入物を排除することで、生体を防衛するシステムをいう。病原菌やウィルス感染を防ぐ役割を担うが、それだけでなく、体全体のバランス（恒常性）を保つ役割もしている。

生まれてきているといっても過言ではなく、乳幼児期には免疫の形は激変します。ですから、発展途上の皮膚がいろいろなトラブルを起こすことは、言わば自然現象ともいえるわけです。

幼児の皮膚は、免疫のまちがいを起こしながら成長していきます。皮膚の炎症も、その免疫のまちがいの一種です。その際に、「炎症が起こった！そら、ステロイドで炎症を消さねば！」と言っていては、免疫は正常に発達できなくなってしまう危険があります。つまり、時間をかけて、免疫の方がまちがいに気づき修正していかなければならないのに、薬を塗ることによってその機会を奪ってしまっているのです。

それでも、小児の場合は著しい成長期であるため、ホルモンバランスの変化など、体は激変を経験していきます。ですから、ステロイドを塗りつづけ、薬に頼ってしまう状況になっていたとしても、ステロイドの影響を上回るようなホルモンバランスの激変によってアトピーが自然と消えていき、ステロイドも必要なくなってしまうこともままあります。しかし、当然これは賭けです。そうなるかもしれない、ならないかもしれない。

現実には、子どものころからアトピーで、ステロイドを使いつづけ、大人になっても治らず、ステロイドを手放せない患者さんはたくさんいます。こういった大人のアトピーが乳幼児のアトピーより治りにくいのは、成長期に伴う免疫系やホルモンバランスの変動がもはや起こらないため、ステロイ

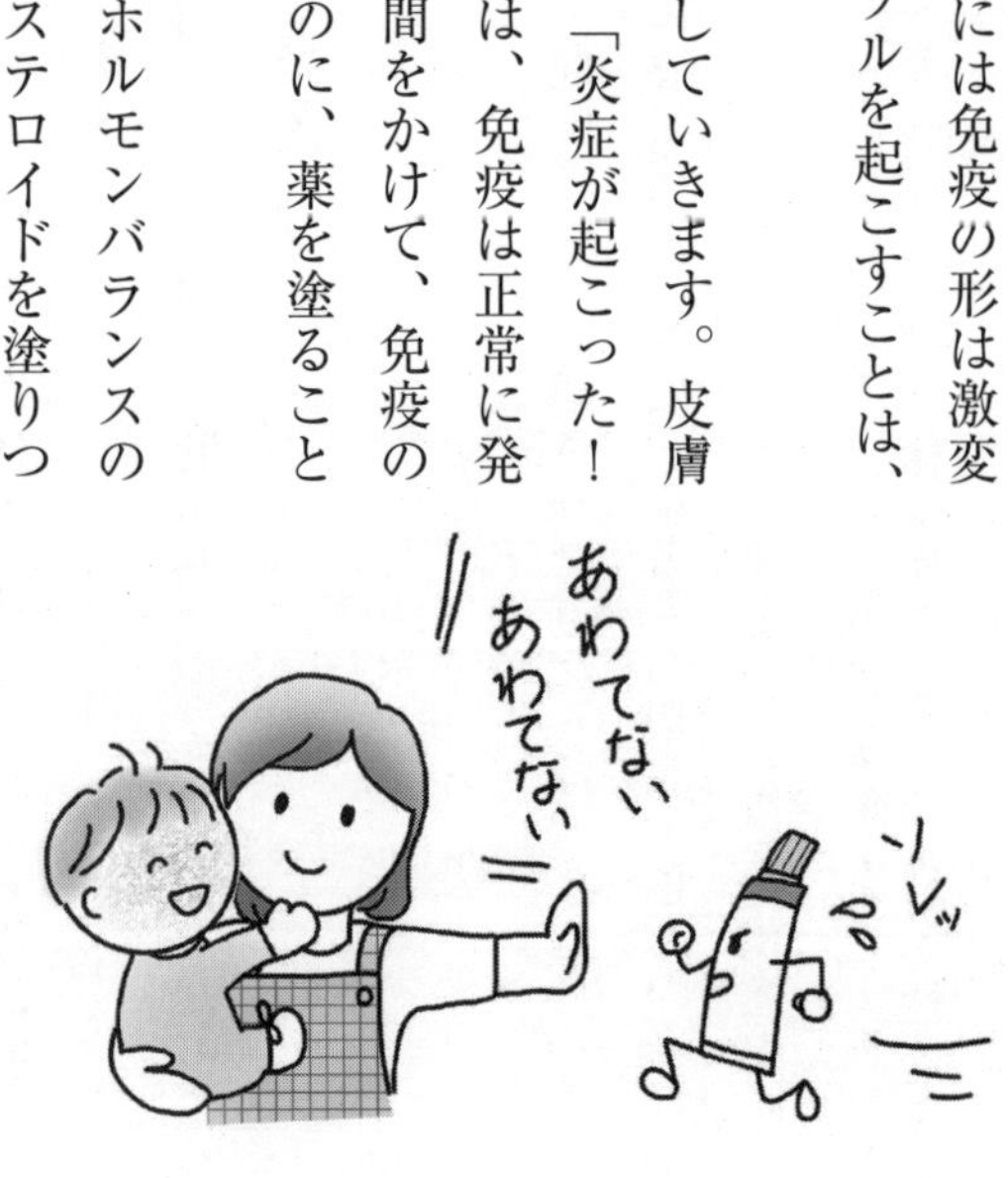

ドに依存状態になっていれば、そこからぬけでる機会がないからでは、と私は考えています。だからこそ、子どものアトピーにステロイドを多用して大人になるまでもちこす、という賭けはしない方がいいと思われます。

それでは、思春期以降に発病した場合はどうなのでしょうか？　こちらもまた、ステロイドに頼りきってしまうと、体の激変に伴いアトピーが自然に消えていくというシナリオ、同時にステロイドの影響もチャラ同然になってしまうというシナリオは成り立ちにくくなります。

しかし、大人になってはじめてアトピーになる人は、もともとのアトピー素因はそれほど強くないケースが多いようです。もし強いアトピー素因があるならば、幼少期に発症する方が普通だからです。ですから、大人になった発症したケースでも、あわてずに現状を把握することが大切だと思います。

アトピーはガンのような進行性の病気とはちがいます。薬で素早く対処しなければ手遅れになる、というものではなさそうです。それならば、何がアトピーを悪化させているのか、日々の生活を見直すことの方が大切です。万策尽きたのならともかく、自分にどんな副作用をもたらすか分からない薬を最初から試すのは、少し自分の健康に無頓着すぎないでしょうか。

よく効く薬の罠《わな》というのは、単にその副作用だけではないと思います。よく薬が効けば、人はその病が警告するものに耳を傾けようとしなくなってしまいます。いったん炎症がおさまれば、もう無罪放免とばかり、以前とおなじ無理な生活をしてしまうのです。ほんとうは体が精一杯の警告を出しているのに。

■ステロイド──使うとしたら注意点は？

私がステロイドのリスクをどうしても大きくカウントしてしまうのは、あまりにもその副作用がもたらす影響が大きいためです。すべての人がそうなるわけではない、というのはきちんと理解しているつもりです。ただ、どの程度の人がそのような困った状況になるのかは、だれにも分かっていないため、リスクは無視できないと考えるのです。

さて、ここで知りたいのは、ステロイドを使う選択をし、無事に使用でき、卒業していける人もたくさんいる以上、一体どうやったらより副作用をおこさずにこの薬を使えるか、だと思います（一生、薬でコントロールできるかについては、まだ薬の歴史が浅く、なんともいえないところです）。

実際、ステロイドを使うとしたら、どうやったらより副作用を避けられるのでしょうか。私は、何人かのステロイドを使う先生方とお話しし、自分なりに結論したのは、ステロイドの正しい使用法は「素人が判断できるほど簡単ではないらしい」ということです。

それでも簡潔に表現するならば、[*41]「皮疹《ひしん》がやや悪化したときには、すばやくランクの上のステロイドを十分に使うことがコツ」といえます。そして、「十分に皮疹が消えるまでステロイドを使用しつづけることも大切」とのことです。それだけ聞くと、「なんだ、簡単じゃないの」と思われるかもしれません。

しかし、現実に素人の自分が患者になると、それほど簡単ではないことが分かります。どのくらいが、ステロイドを切り替えなければならないほど「やや悪化した」状態なのでしょうか？　また、どのくらいまで治ったら「十分に皮疹が消えた」状態といえるのでしょうか？

ステロイドの使用法に関するガイドラインもいくつか存在しますが、それらは医師向けに書かれており、かなり難解です。アトピーの皮膚は、さまざまにその症状を変えます。そのため、〈ステロイドの使用方法は、患者が自分で自己判断するのはむずかしい〉というのが、標準治療の先生方の本音のように思われます。ですから、もしステロイドを使用するならば、かなりきちんと医師と綿密な連携をとらなければならないわけです。

それでも、もし患者の側にステロイドに対する不安感が少しでもあったらどうでしょうか？　医師の指示どおり、悪化時により強いステロイドを使ったり、十分な量のステロイドを使う、ということはむずかしくなるでしょう。薬に対する不安で、どうしても使用が及び腰になりますから。「それでは、正しくステロイドを使えない」というのが標準治療をなさるお医者さんが一致して言われることです。

しかし、患者さんは、薬に対する不安をそんなに簡単に消せるでしょうか？　不安を感じる患者さんに、いくら「ステロイドは使い方さえまちがえなければ、安全です」といっても、消しゴムのように不安を消すことはできません。実際、不安を感じる患者さんは、すでにご自身の体に異変を感じていることも多く、必ずしもその不安は思いすごしばかりではないのです。ですから、こういった患者

＊41　**皮疹**　皮膚に現れる発疹のこと。

さんの場合、標準治療の先生方が指示するような〈正しいステロイドの使い方〉を実行するのはなかなかむずかしい、というのが現実です。

それでは逆に、ステロイドに対する警戒心がまったくなければ、〈正しいステロイドの使い方〉ができるのでしょうか？　でも、もし薬に対する警戒心がなかったら、わざわざ病院にきちんと通って、正しいステロイドの使用法を会得しようとするでしょうか。混んでいる病院に通うことは、日常生活の中で面倒なことです。警戒心がなければ、適当に使ってしまうのではないでしょうか。

実際、ステロイドの副作用に悩む患者さんの多くは、ステロイドの副作用を知らず、あるいは、自分の使用する薬がステロイドとも知らず、警戒心なしに薬を使い、後々大きな副作用を被っているのです。薬剤への警戒心がないということは、ときにリスクをひじょうに大きくします。

つまり、ステロイドを正しく使うには、患者側に不安感があればむずかしい、逆に、無謀な使い方をしないためには、ステロイドの副作用を知り、的確にステロイドを使いこなさなければならない、ということになります。しかし、副作用を知ったら患者は不安になるものですから、ステロイドを正しく使える患者の条件、というのは、意外に厳しい条件になるように感じます。

いずれにしても、ステロイドを安全に使うポイントは、「ステロイドを使いこなせる医師の元で、用量用法をよく守り、医師とよく相談しながら、コントロールしていく」ということになると思います。その中でも、もし不安材料があったら、それも医師に相談し、納得いくまで話し合った方がいいでしょう。

■特殊な治療法—免疫抑制剤

ここまで、標準治療の王道「ステロイド外用剤の使用法」を中心にお話ししてきましたが、少し特殊な治療法である免疫抑制剤についてもご説明しましょう。特殊とはいっても、代替治療というよりは、標準治療の場で行われている第2、第3の選択肢といえると思います。

ステロイドと免疫抑制剤は別の名前で呼ばれていますが、実はステロイドも免疫抑制することによってアトピーの炎症を抑えます。ただ、この2つのグループの薬は、その免疫抑制する経路がちがいます。

アトピー治療でもっともよく使われている免疫抑制剤は、この本にも何度か出てくるプロトピックという外用剤です。また、内服用に、シクロスポリン[*42]（薬としては「ネオーラル」という名前で出ています）が使われるようです。

プロトピックは、ステロイドのように、顔の赤みなどをおこさず、使いやすい薬として出てきましたが、やはりステロイド同様、中止するのはむずかしいようです。また、中止後のリバウンドは、ステロイド同様、あるいはそれ以上に厳しい、と訴える患者さんも少なくありません。また、プロトピックの有効成分であるタクロリムスは、臓器移植の際に用いられますが、発ガン性があることがわか

＊42　シクロスポリン　免疫抑制剤の一種で、真菌が生産する環状ポリペプチドの一つ。薬としては、サンディミュン、ネオーラル（いずれも内服）がある。ネオーラルは2008年10月、アトピー治療薬として承認された。

っており、その点も懸念材料といえそうです。

免疫抑制剤もステロイドと同様、免疫のシステムに干渉することで、炎症を抑える薬です。ひじょうによく効きますが、やはり使い方のむずかしい薬といえそうです。一時期「ステロイドではないから、安全」とか「ステロイドではないから、使ってみたら？」と、患者さんに勧められることも多かったのですが、ステロイドでないということが安全性を保障するわけではありません。新薬だからこそ、長期使用の結果がまだわからない、というリスクもあります。使用するならば、慎重に使用することをお薦めします。

■お医者さん選びのポイント

ステロイドにしろ、プロトピックにしろ、処方してくれる主治医は、重要なキーパーソンになります。主治医は専門家であるわけですから、その指導を守らなくてはなりません。主治医の条件もなかなか厳しそうです。

まず、きちんと皮膚を診る能力があり、副作用を出さないだけの力量がある人であることが、大前提となります。そして、きちんと薬の使用法を副作用もふくめて説明してくれる人であること。患者の不安を払拭してくれる人であること。患者がきちんと通える場所に医療機関があること。何年という単位で、おなじ医師が患者を診察できることなど。そしてもちろん、医師が、患者の信頼を得られるタイプの人であることが重要です。

なかなか厳しい条件である上に、患者はどうやってそういった医師を選んでよいのかがよく分かりません。他の患者さんたちの評判を聞くとか、ホームページや著書などがあれば、そういったものを参考にし、実際の医師の診療とくいちがいがないか、確認するということが大切だと思われます。

また、一度、主治医を信頼して通うことに決めたら、なんらかのまっとうな理由がないかぎり、むやみに主治医を変えないことも大切でしょう。お医者さんといえども、魔法使いではないのですから、すぐにドンピシャとうまく病気を押さえつけられるとはかぎりません。やはり、少しは時間がかかります。

それでも、なんらかの理由で主治医を変えたいということになった場合は、なるべくカルテのコピーをもらいましょう。実は知らない人も多いのですが、患者さんは、法的に「カルテのコピーをもらう権利」があります。「個人情報保護法」がそれを保障しているのです。私も専門家に聞くまで知りませんでしたが。新たな主治医は、もし前医のカルテがあれば、最初から大きなヒントをもっていることになるのです。もしカルテがなければ、新たな主治医は、ゼロからスタートしなければなりません。主治医にとっても患者にとっても、それは不利なことです。

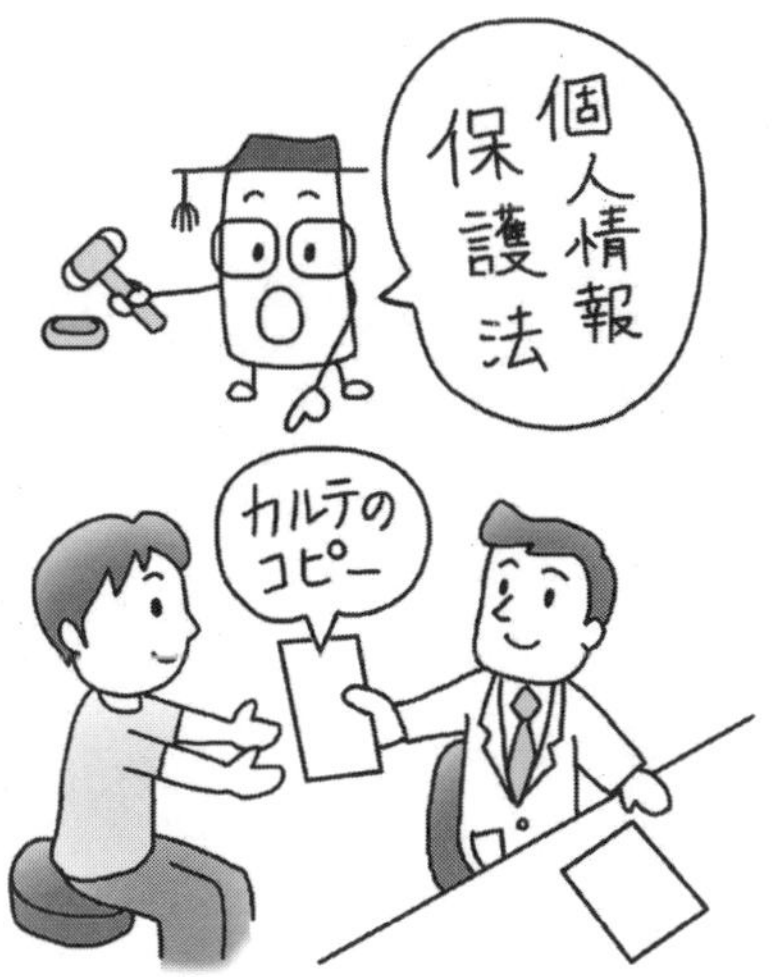

いろいろ書いてきましたが、実はいちばん大切なことは、「ステロイドを使う・使わないに関して、患者の側に治療の選択権がある」ということです。どちらにしろ、納得いく治療法を選ぶ権利は、患者の側にあるのです。

「そんなこと言ったって、事実上、そんな選択権なんか患者にはないよ」という患者の声も聞こえてきます。しかし、権利などなくて困っている側が要求しないかぎり、決して得られるものではありません。自分たち患者が意識を変え、医療のあり方を変えていくことが、患者本位の医療を実現する最短の近道なのです。医療の未来は、患者である私たちが握っているともいえるのです。

2 ステロイド離脱を少しでも容易にするために、再悪化を防ぐために

この本を手に取られる方の多くが、きっとステロイド離脱に挑戦し、ひじょうにつらい思いをされ、いったいどうやったらこの地獄をきりぬけられるのか、その解決法を苦労して捜されているのではないか、と思います。あるいは、ステロイド離脱にはなんとか成功したものの、どうも安定しないとか、すぐに再発してしまう、という悩みをかかえているのではないでしょうか。

そこで、ここでは、そういった悩みに対する対処法やヒントを書いていきたいと思います。ここで述べられることの多くがささやかな地味な試みであり、「そんなことでほんとうにこの悪夢が終わる

のか？」と思われる方もいらっしゃることでしょう。しかし、できるだけ科学的な整合性を考え、その意味も加えながら説明していきたいと思います。

■どこまできたら、「ステロイド離脱」をしなければならないのか？

患者さん自身がステロイドを安全に使いこなせているという感覚をもっているとすれば、おそらくは、「ステロイドをやめる努力をしなければ」と強く感じることはないと思います。やはり、なんらかの不安要素があるからこそ、ステロイドをやめなければ、と感じるのでしょう。

それでは、どういった状況になってきたら、ステロイドのリスクについて考えるべきなのでしょうか？　多くの患者さんと話し、また自分の経験とも照らした結果、やはり明らかなリバウンドがみられるようになり、しかも年単位で中断できずに薬を使い続けているといった状況になったら、副作用について意識した方がいいと思います。

ご存じのとおり、リバウンドというのは、ステロイドを中止した際に普段の悪化とは桁ちがいにひどく悪化することをいいます。ステロイドを短期間使っていて、それをやめた場合、じわじわとまた湿疹が出戻ってきてしまうことがありますが、これはリバウンドではなくただ治まりきっていなかった湿疹が戻ってきただけのことと考えた方が自然です。ですから、この時点で「あ、もう副作用が！」とあわてることはないと思います。

しかし、劇症化するタイプのほんとうのリバウンドだったら……。これはちょっと面倒なことになった、と自覚された方がいいようです。なぜなら、ステロイドのリバウンドの炎症を速やかに鎮めるのは、ステロイド（あるいは、プロトピック）を使用するしかありません。

それで炎症を抑えても、またステロイドを塗るのを中断すれば、再度、炎症が激しく吹きだしてしまいます。この激しい炎症を抑えるのに、再度、ステロイドを使用しなければならない。ちょっとした依存状態で、塗りながら自然にやめられるようにならないことが多いのです。

このあたり、実際に標準治療を施している医師何人かにお話を聞いてみました。ステロイドを塗りつづけなければならない状態になることは、アトピー治療にとってよくないことなのではないか？ そんな場合、いったいどうしたらよいのか？ と。でも、私が納得できる答えはあまり返ってきませんでした。

「突然ステロイドをやめてはいけない」（それはそうかもしれないけど、だんだんに減らしたって、結局、最後にはダムの決壊みたいに悪くなっちゃうんですけど。それに突然止めたらそんなに悪化するっておかしくない？）

「ステロイドをやめて悪くなるうちは、薬をやめてはいけない」（ステロイドに依存状態のようにみえるんですけど、もしそうだとしたら、この先ずっとやめられないような気がするんですけど……）

「そういうことを言う患者さんは治りにくい」（もし、患者じゃない人が疑問に思って質問したら、なんて答えるんでしょうか？ 私は純粋に答えを聞きたいんですけど）

カッコ内は私の心のつぶやきですが、なかなか私でも、先生方とストレートに会話ができません。

一生懸命くいさがってみるのですが、なんというか、はぐらかされているような気持ちがしてしまうのです。

結局のところ、標準治療を施す先生方も、こういった患者の素朴な疑問に対して合理的な裏付けのある明確な答えを持っていないのではないでしょうか。つまり、対応の仕方に差はあれ、みんなが困っていることなのでは、と感じています。

私自身は、もしリバウンドが起きたら、その時点ですでにステロイドは使いこなせる域を超え、害を与える方が大きくなってきているように思います。副作用の出方は、おなじ人の場合、薬剤の使用が多く、その使用期間が長い方が、強く出るのがふつうです。だからこそ、リバウンドに気づいた時点でステロイド治療に頼るのはあきらめ、別の方法を考えた方がよいというのが、多くの患者さんの声を聞きつづけた私の結論です。

■長引くリバウンドと患者の苦悩

患者たちがいちばん困るのは、このリバウンドによる悪化に陥ったとき、それがいったいどのくらい続くのかが分からない点です。明日、明後日のことだけではなく、ときに年単位の計画が立たなくなってしまうのです。

また、ステロイド離脱をサポートする医師たちの中には、「リバウンドは数カ月で終わる」と表現する方が多くいます。しかし、その言葉と、患者たちの体験記（ネットや本で目にすることができるわけですが）とは、大きな乖離があり、それ故に不安になる患者さんは多くいます。

同時に、ステロイド外用剤をストップしても、なかなかアトピーがよくならない患者さんの存在を指し示して、「やっぱり、ステロイドの副作用ではない、もともとアトピーだから治らないんだ」というお医者さんもいます。しかし、皮疹が治らないからといって、それがステロイドの副作用と無関係かどうかは、まったく分かりません。体は思いがけず、長く〈薬の記憶〉をもちつづけるのかもしれません。まだ、だれも長期ステロイド外用剤使用について、その副作用の実態を把握しているとはいえないのです。

ステロイド離脱をする患者さんたちは、そんな前途のみえない旅に出なければなりません。いったい何をめざしていけばよいのでしょうか。この問いが、私自身、何度も考えあぐねたことでした。ただ我慢しつづければいいのか？　いったいいつまで？　私たち患者は、こんな問いに直面しなければならないのです。

■ステロイド内服・注射vs自然寛解

患者を痛烈に苦しめるこのリバウンドに対し、ステロイド内服や注射を用いられるケースがあります。ステロイドから離脱したいのに、またステロイドなの？　と思われる患者さんもいらっしゃることでしょう。しかし、脱ステロイドを実施するお医者さんには、この奥の手を使う先生は結構います。

私にはそのメカニズムがはっきり分からないのですが、ステロイドのリバウンドが楽に乗りこえられるケースもあるようです。皮膚からのステロイドの投与と、血流に乗ってステロイドが運ばれる場合では、ステロイドの効き方やその後の残り方がちがうということなのでしょうか。実際、そういった治療法をした患者さんから、お話を聞いたこともありますが、経験者の患者さんたちによると、かなり楽にリバウンドを乗りこえられるそうです。

ただ、もちろん、患者さんが自分でできるわけではなく、きちんと医師が処方しなければなりません。また、患者さんの方に、強い疑問が残ったまま、こういった治療をすることはむずかしいでしょう。もし、迷っているのなら、先生に、この治療を受けたほかの患者さんとお話しさせてもらえるよう、お願いしてみたらどうでしょうか。どのような治療でも、納得して受けることがなにより大切です。納得できそうになかったら、無理にそういった治療を受ける必要はないのです。

私はリバウンド中、この奥の手も知らず、結局〈我慢大会状態〉が続きました。「もし知っていたら、自分は受けただろうか？」と自問すると、「う～ん、どうだろう」というのが、正直な感想です。やっぱり、患者にとって治療法を選ぶのは賭けであり、結局は本人の生命観や価値観に基づく決断といえるのでしょう。

私の場合は、まだリバウンドから回復する前から、体験談を読みあさったり、回復してきた人と交流することで、どうやったらこの生き地獄を素早くぬけられるのか、その道を探ってきました。そして、今回の調査では、たくさんの人の体験にふれることができ、おぼろげながらその回復へのキーをみつけたのかもしれないと感じています。

それはいったいなんなのでしょうか？　一言でいうと、「私たち人間は、生きものであり、そのルールからは外れられない、だから、そのことを見つめ直そう」という考え方です。

アトピー患者は皮膚に病変をかかえているので、どうしても皮膚に目がいきがちです。もちろん、皮膚のケアも大切です。しかし、皮膚は体の一部、あるいは心身の一部です。皮膚だけが独立して健康ってことはないはずです。そして、体は心と直結しています。生活自体が、生き方そのものが人の心身をつくっているわけです。一患者としてたくさんの患者さんの経過をみるとき、結局はそういった考え方をした人たちが、寛解へのいちばんの近道を行っているようでした。

そんな患者さんたちの話を総合した、アトピー長期対処法について考えてみましょう。リバウンド真っ最中でとにかく正常な生活を取り戻したい方、リバウンドは切りぬけたもののなかなか安定しない方、ずっと安定していたのに再悪化してしまった方、いろいろな方がいらっしゃると思います。ここに書かれたことを読み返していただければ、何かヒントになることがあるかもしれません。

■まず心構えの問題

アトピーの方たちとおつきあいしていて、そして自分のことを顧みて思うのですが、患者というものはちょっと〈欲張り〉なものです。よくなるとすぐそこを基準に考え、それより悪くなることに耐えられない気持ちになるものです。実際、まるで治ったかのようによくなった後、再悪化してしまうと、患者は心から落ち込んでしまいます。「なぜ自分だけが……」と自暴自棄になってしまうこともよくあります。

しかし、患者ならだれでも知っているように、もともとアトピーはしつこくぶり返す病気です。そして、ステロイドからの離脱は、時間がかかります。ステロイドになれてしまった皮膚は、言ってみれば依存状態にあります。依存状態からぬけるには、私たちは自分の「自然治癒力」[*43]に頼る以外ありません。

この自然治癒力という言葉が、本来の意味を離れ、さかんに健康食品のアピールの宣伝文句などに使われているのは残念なことです。ですから、自然治癒力という言葉を聞くと、インチキな健康法のような印象を受ける方も多いでしょう。

しかし、自然治癒力というのは、どの生物も自然淘汰の荒波をきりぬけるため、進化の過程で身につけてきた〈生存のための最大の武器〉なのです。

残念ながら、この自然治癒力はごくゆっくりとしか働きません。だからみな焦ってしまい、頭で考えた何かをしなければならないと感じてしまうのです。

しかし、侮るなかれ、自然治癒力は何より確実なものです。なんていったって、数十億年の生命の歴史を生きぬいてきた私たちの体に、遺伝情報として刻みこまれているのですから。普段意識していませんが、頭で考えるよりはるかに精巧で強力な治癒への道案内とそこへ至る機動力を、私たちはわが身に備えているのです。治癒のことは、頭で考えるより体に任せた方が、実は失敗が少ないのです。

＊43　**自然治癒力**　すべての生命が生まれながらもつ、けがや病気等の不調から回復する治癒力をさす。

それでは、頭にはなんの役割もないのでしょうか。そんなことはありません。体がもっともよく治癒できるバックアップ体制を整えてあげることができます。頭の役割は、体の指図をすることではなく、あくまでも体の声をよく聞き、バックアップ態勢を整えることなのです。

よい精神状態でいることは、体への最大のエールになります。焦らず、ゆっくりとした治癒を励ます気持ちで自分を見つめてあげましょう。大切なことは、「焦らないこと」。これがいちばん大切な心構えです。

とはいえ、若い女性が焦る気持ちはよく分かります。自分がいちばん輝いているはずのときが、無意味に過ぎるような気持ちになるでしょう。さらに、若い女性の肌はスベスベして美しくなければならない、という社会的プレッシャーもくわわり、肩身の狭い思いを強いられる人も多いはずです。

しかし、考えてみてください。人生は続きます。その後の人生も、そのときになれば「現在」になるのです。より長く、「現在」をイキイキと過ごすことが大切なのではないでしょうか。女性の選択肢が一昔前よりはるかに広がった今、中高年といわれる年齢になっても、魅力的に生きる女性たちはたくさんいます。人生はやはり焦ってはいけないのだと思います。実はこの言葉、今の自分が20年以上前の私にこそ、伝えたい言葉のような気がしています。

■信頼する医師との連携を

自然治癒力は偉大で、私たちがもつ最大の治療者であることはまちがいありません。しかし、同時に皮膚を専門家の目で診てくれ、悩みを相談できる医師がいれば、なにより心強いと思います。

標準治療の場を離れてしまった患者さんたちには、完全なる〈医療不信〉に陥っている例も少なくありません。しかし、医療を完全に拒否してしまうと、今度はなんの道案内もなく孤立して、思わぬ袋小路に入り込んでしまうこともあります。

ここでは多く述べませんが、そういった患者をターゲットにするアトピービジネスもたくさんあります。ひじょうに高価な化粧品を売りつけたり、「ステロイド入りではないのにアトピーによく効く」といって、ステロイドが入ったクリームが売られていたという悪質なケースもあります。

最近の例では、「NOATOクリーム」[*44]といって、最強ランクのステロイドであるデルモベートとおなじ成分のものがくわえられたものがアメリカからの輸入品として出回り、問題になりました。

＊44　NOATOクリーム　「ステロイドが入っていないのにアトピーに効く」という口コミやインターネットで話題になったアメリカから輸入された化粧品。２００８年８月、最強ランクのステロイドであるデルモベートと同一成分がほぼ同濃度で検出されたことを受け、都が回収命令を出した。販売元は株式会社ラバンナ。

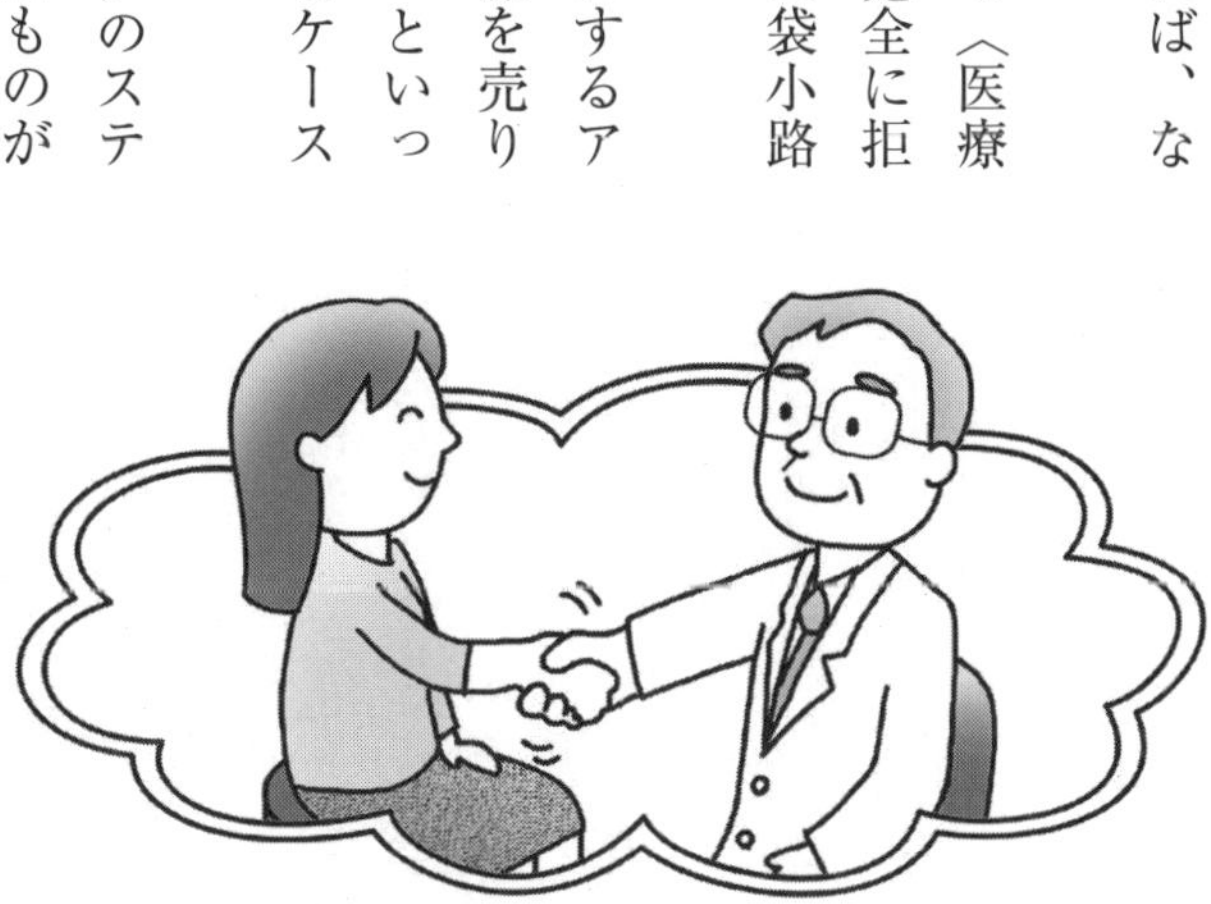

また、カポジ水痘様発疹症[*45]のような劇症化するタイプの感染症は、アトピー患者の弱い皮膚に起きやすく、素人には手が負えません。ですから、できれば信頼できる医師に定期的に通うことが望ましいのです。

ステロイドを使いたくない患者さんがもっとも苦労するのは、使うことを強要しない医師を捜しだすことです。大都市近郊では、いわゆる〈脱ステ医〉と呼ばれるステロイド離脱を指導する先生に通うことも可能ですが、地方になると、そういう医師が通える範囲にはいないことも多いようです。

確かに、もし可能なら、ステロイド離脱を専門とする医師の方がよいとは思います。それでも、「ステロイドは入っていない」とステロイドを使わないことを謳《うた》いながら、実際はステロイドを処方するツワモノもいます。そういった手合いに引っかかって、泣きをみた患者さんが多いことに驚かされるし、患者側の弱みにつけ込むやり方には、心から怒りを覚えます。

自分の主治医がそういった不正をしていないかを患者が見分けるのは、至難の業です。もし、そういった不安を感じるのであれば、薬について、正面から聞いてみることをお薦めします（もちろん、礼儀をわきまえてですが）。もし、医師がうるさがったり、「信頼できないなら病院を変わって結構」などと逆ギレするなら、処方されている薬は危ないかもしれないし、だいたい医師としての説明責任をはたしていないわけですから、通いつづける価値があるかはちょっと疑問です。

それでは、周りにステロイド治療を中心とする先生しかいない場合はどうでしょうか。私はそれでも、患者側の疑問や不安を話せば、ステロイドなしでも診てくれる先生はかなりいると思います。もちろん、先生は本意ではないでしょう。しかし、本意でなくても、患者に添おうとしてくれる姿勢こそが、医師の資質としては大切なものに思われます。そういった医師ならば、ステロイドなしに回復する患者さんを診れば、今までのポリシーを見直してくださるかもしれません。

実際、ほとんどの脱ステロイドの医師は、もともとはステロイド中心の治療をしていたのです。患者さんの病態を診るうち、これらの医師たちは考えを変えたのです。患者こそが、医師にとって最大の教材でもあり、最良の教え手でもあるのです。そうあるためにも、私たちは自分の信じることを主張すべきだし、それが新たな患者と医師の関係を切り開いていくものと思います。

■皮膚をなるべく傷つけないために

ここまで、皮膚と直接関係のないお話をしてきました。しかし、それはもちろん、皮膚に対するケアが必要ないということではありません。できることならば、皮膚をなるべく傷つけない方がいいに決まっています。

簡単なことですが、いくつか皮膚に傷つけない方法について述べてみます。まず、爪をよく切ること。これは大切です。爪を伸ばしていると、皮膚をえぐるように掻いてしまうことがあり、皮膚の再

＊45　**ガボジ水痘様発疹症**　単純ヘルペスウィルスによって引き起こされる、水疱が多発する皮膚症状をいう。一般的に、症状の軽い場合をヘルペス、中等症～重症の場合（多くがアトピー患者か、免疫低下している患者に起こる）をカポジ水痘様発疹症と呼ぶ。アトピー患者の場合、合併症として起こりやすく、特にプロトピックの使用がそのリスクを上げているといわれている。

生に時間がかかってしまいます（とはいえ、いちばんひどいときには、爪なんか切らなくても、皮膚を掻くことで爪が研《と》がれ、全然爪が伸びない時期もあるのですが）。

それから、寝るときにアトピー用のミトンなどをはめると、皮膚の傷つき方が少ないようです。ミトンはそのままだとすぐ外れてしまうので、サージカルテープで手首のところを留めます。自分自身の体験では、明らかに皮膚の傷つき方は少ないように思いました。

また、痒みが強いとき、特に発作のような痒みが襲ってくるとき、私たちの体はひじょうに緊張している場合が多く、痒みをさらに増悪させるようです。そういった場合、意識的にフッと力をぬくようにすると、痒みがかなり薄らぐときがあります。突発的な痒みには、これでかなり対処できるときもあります。

しかし、こんなちょっとしたヒントではどうにもならないこともままあります。特にステロイド離脱の直後の皮膚は弱っており、痒みも半端ではありません。さわっただけ、あるいは、ほんの少しの体の動きで、皮膚が裂けたり汁が噴きだしたりすることがあります。そんなときは、汁が出てもかさぶたができても、なるべくそのままそっとしておき、自然治癒力にすべてを任せるのです。

こういった皮膚の激しい症状をみるとき、私は、皮膚が自分の不都合なものを是が非でも排出しようとしているように感じます。生命は驚くほど合理的で、無駄《むだ》なことをしないように設計されています。そうでなければ、進化の過程を生きぬけないし、特に皮膚は防御の最前線に位置しています。ステロイドをやめた直後のリバウンドをみるとき、ステロイドそのものか、あるいはステロイドを塗ることでできる不都合な何かを、皮膚が必死で排出しているように思えてならないのです。

そういったときでも、アトピー患者さんたちは、掻いたら皮膚が悪くなると思い、必死で皮膚を掻くまいとがんばります。その結果、顔面をたたく人がいるのですが、これは厳禁です。なぜなら、目を傷つけるからです。特に、網膜剥離《もうまくはくり》は一度起きると治りません。ひどいと失明することもあります。今回のアンケートでも、目の疾患を患っている人が多いことには驚きました。たたくなら、掻いた方がずっとましです。皮膚の方が目よりもずっと、再生しやすい器官ですから。

時々、〈掻く〉ということは癖で、掻き癖こそがアトピーの大きな原因だという説を聞くことがあります。〈嗜癖的掻破《しへきてきそうは》〉*46とも呼ばれます。ほんとうは痒くないのに、掻くと気持ちがよいから、掻くことに依存してアトピーがひどくなるというのです。

私は、これは根本的にアトピーを読みちがえているのではないかと思います。たしかに、私をふくめ患者たちは、ストレスがたまることで代償的に掻くことがあることは認めます。それが大きなファクターかといえば、あまりそうではない気がするのです。

アトピーが治まってくると、掻いても気持ちよくないから、患者は自然と掻かなくなります。私自身もそうでした。良くなってくれば、自然に掻くことをやめます。これは単に、アトピーに付随した

＊46　嗜癖的掻破　アトピー患者の皮膚を掻破する（掻く）行動を「嗜癖的なもの」と捉える考え方。痒みがないのに、快感を得るために掻く、あるいは癖で掻く、といった行動を指すものと思われる。ストレスに対する代償行為として皮膚を掻く、ということは、多くの患者が自覚するところであるが、それが、どの程度アトピーの増悪に関与しているかについては、はっきりわかっているとはいえない。

行為で、嗜癖的に掻くことがアトピーの根本原因とか悪化の最大原因とは思えないのです。

「患者自身が嗜癖的掻破だと認めている」という言い分もありますが、患者は、医師から説明を受ければ、納得していなくても同意することが多いのです。この〈嗜癖的掻破〉の考え方は、患者側に責任を押しつける医療側の考えのような気がしてなりません。

癖で皮膚を傷つける話なら、私はむしろガサガサになった皮膚を気にしてさわり、ぽろぽろしてはがれそうな皮膚をむいてしまうことの方が、癖の要素が強いと思います。つまり、〈掻き癖〉ならぬ〈さわり癖〉です。痒くて我慢できずに掻いてしまう場合とはちがい、これは癖と認識してやめた方がいいでしょう（ただ、痒くて、あるいは違和感があってさわってしまうケースは、仕方ないと思います）。

ポロポロと落屑として落ちる皮膚は、自然な新陳代謝とは異なり、健康な状態ではありません。はがれかけた皮膚をむくと、その下の皮膚はまだ完成していないので、またおなじことを繰り返すそうです。そうすると、いつまでたっても皮膚のポロポロがおさまりません。また、さわることで痒みが誘発されることも多いようです。身に覚えがある方も多いのではないでしょうか？

外側の皮膚は、内側の皮膚を守る役割をしています。言ってみれば、ポロポロしたはがれかけた皮膚やカサブタは、見かけこそ汚いですが下

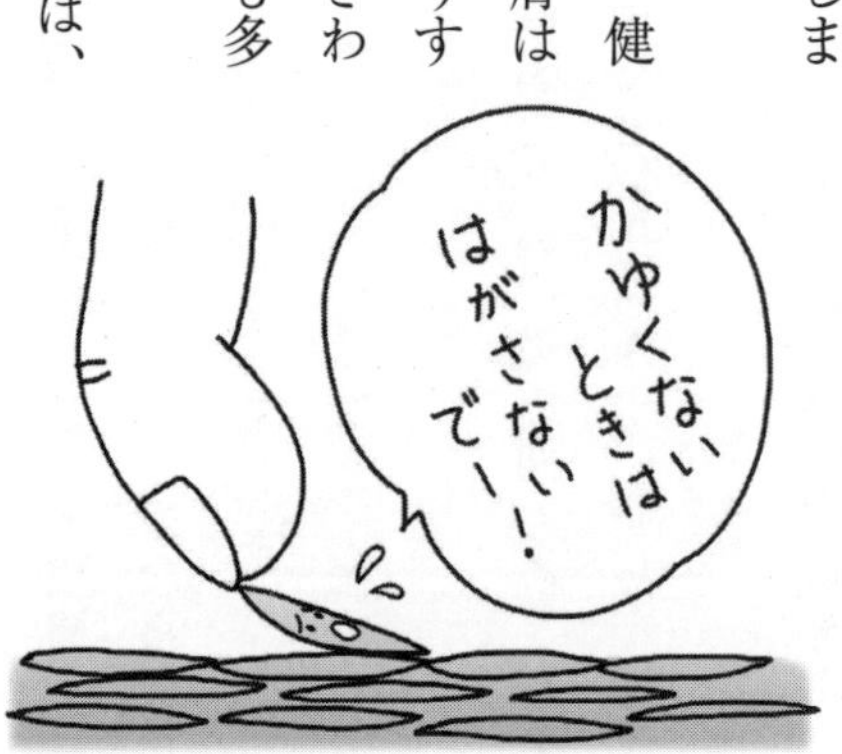

の皮膚を守る鎧《よろい》の役割をしてくれているわけです。なるたけ長いこと下の皮膚を守ってもらい、自然にはがれてもらうことで、皮膚をより健康にすることができます。ですから、皮膚やカサブタをはがさず、そっとしておいてあげましょう。

あともう一つ。患者さんは激しい痒みのせいで皮膚を掻いてしまうと、自分の意志が弱いと自らを責める傾向にあります。これはまちがいです。痒みが起きるとき、比喩的に言うと、脳から「掻け！」と指令がきているのです。脳からの指令はかなり絶対的で、抗しきれるものでもありません。皮膚をなるべく傷つけない努力をしつつ、掻いても自分を責めないようにしましょう。自然治癒力が、体をきっと元に戻してくれます。

ご家族も、できるだけ患者さんを責めず、温かく見守っていただければと思います。「夜ならともかく、昼間は意識して掻くのをやめなさい」と厳命したところで、我慢できるようなそんな生やさしい痒みではないのです。ただ、あまりにも患者さんが掻くことに集中してしまっているときだけ、「ちょっと掻きすぎじゃない？」と軽く注意を促すくらいが、ちょうどよいと思います。あるいは、お子さんの場合なら「ママといっしょに遊ぼう」などと、ほかのことへ注意を向けてあげましょう。

■保湿剤──使う？　使わない？

アトピーの肌は、多くの場合、乾燥肌、敏感肌です。そのため、標準的な医療現場では、一般的に保湿することを薦められています。標準治療の先生方が書かれたパンフレットなどを拝見すると、お風呂から出たとたん、乾燥するまでの間に、全身に保湿剤を塗るよう指導されたりしています。

しかし、私はこの考えには多少の疑問をもっています。人の皮膚、というか生物の皮膚は、ものを塗られることを前提に進化してきていません。人が毎日のように肌に何かを塗る習慣ができたのも、ほんのここ数十年のことなのです。保湿しすぎることは、結局は自分の保湿能力を奪ってしまうことにつながります。

それだけではありません。アトピー肌、特に炎症を起こしている肌は、外界からの刺激にひじょうに弱いのです。アレルギーもおこしやすくなっています。保湿剤の多くはクリーム基剤で、これには界面活性剤[*47]が入っています。皮膚は汗（水）や皮脂（油）を分泌していますが、そこに外から界面活性剤を与えられれば、本来の機能を大きく阻害することにもなりうるのです。クリーム基剤[*48]でなくても、保湿剤には皮膚を刺激するものがふくまれている可能性があるのです。

保湿剤を塗りつづけてもよくならないと感じる患者さんは、自分で保湿する能力が失われていたり、弱い炎症状態を起こしつづけている可能性があります。そんな場合、その保湿剤をやめてみるのも一つの手です。

ところが実際、保湿剤をやめてしまうと、潤いを保つ力が低下している皮膚はあっという間に乾燥し、皮膚がポロポロしてきてしまうことが多いようです。ですから、患者さんはあわてて保湿剤に戻るわけです。しかし、それが皮膚の保湿剤への依存のせいであるなら、しばらくすれば自分の体の方が皮脂を出す力を回復し、自立できるようになります。実際、このアンケートでは、脱保湿を唱える先生方にご協力をいただいたためか、ひじょうにたくさんの患者さんが、「脱保湿」をアトピー回復の原因に挙げていました。

もちろん、「セラミド[*49]などの皮膚のバリアの役割をする物質が足りないアトピー患者は、保湿すべきだ」という考えは分からないでもありません。

しかし、完全にバリア機能を失っているというわけでもないアトピー患者に、必要以上に保湿することはあまり意味がないように思われます。湿気の多い夏にまで、保湿剤をたっぷり塗っている患者さんもいるようです。

足りないから補うというのは、ほんとうに何かできなくなってしまった器官には有効ですが、そうでなければ、その器官を弱めてしまうことにつながります。人の足だって、使わなければすぐに萎えてしまうのです。それでは、絶対になんにも塗らない方がよいかというと、それまたむずかしいところです。私自身、モクタール[*50]という痒み止めの軟膏を時々使います。積極的に使った方がいい、と思

＊47　界面活性剤　分子内に水になじむ部分と油になじむ部分がある物質をいう。この性質のために、水と油を混ぜ合わせることができる。

＊48　クリーム基剤　保湿剤には、軟膏とクリーム基剤がある。クリーム基剤には軟膏にありがちなべたつき感がなく、使用感はよいが、クリーム状にするために乳化剤（界面活性剤）がふくまれている。

＊49　セラミド　皮膚の表面には角層と呼ばれる細胞の層があるが、セラミドという物質がその細胞の隙間を満たし、外部の物質の侵入や水分の過度の蒸発を防いでいる。アトピー患者には、そのセラミド成分の減少がみられ、それがアトピーの原因の一つになっているのではないかと考えられている。

＊50　モクタール　皮膚疾患に効果のある、昔からよく使われてきたタール剤。止痒効果が強い。ステロイド外用剤の使用を望まない患者に対し処方されることが多いが、現在は生産が中止されている。

っているというよりは、掻きすぎないように、悪いときに少量使う程度におさめようと思っています。そこが程度問題でむずかしいところなのですが、掻かないことを優先するのか、保湿剤の短所を重視するのか、自分で判断するしかないと思います。いずれにせよ、私はある程度よくなったら、保湿剤だろうとかゆみ止めだろうと何も塗らないようにしています。その方が、体の原理に則していると考えるためです。

■お風呂はどうやって入る？

お風呂の入り方も時々、患者の中で話題になることです。アトピーの患者さんは、皮膚の機能が落ちているため、お湯の中にいるときだけは快適だという人がけっこういます（その代わり、出た後が地獄で、いったんお風呂にはいると、なかなか出られないということですが）。また、お風呂が滲《し》みて、どうしても入れないという人もいます。

保湿剤と同様、入浴についてもいろいろな医師の方たちがさまざまな見解を述べています。簡単に分けると、「清潔さを保つために、まめに風呂に入る（長時間の必要はなし）」「自然治癒力を高めるために長く入る（いわゆる「入浴療法」[*51]）」「皮脂成分を失わないために極力風呂には入らない（いわゆる脱風呂）」といったところでしょうか。さて、いったいどれが正しいのでしょうか。

これもなかなかむずかしい問題で、どれが正しい、という決着はついていないように思います。もともと患者の個人差もあり、「完璧なお風呂の入り方」なんていうものは存在しないのではないでしょうか。

私自身は、多くの患者さんたちの意見を聞いてみて、お風呂に関しては、「ほどほど派」です。あまり長く入りすぎると、皮脂が奪われてしまう欠点があります。それだけでなく、（入浴療法をされたことがある方はお分かりになると思いますが）長時間の入浴は、意外に体力を消耗します。そういったことが皮膚によいかは疑問です。

ただ、皮脂が奪われることを気にして、まったく入らないとなると、感染症などの心配はないのかな？　と思ったりします。汁が出ている皮膚などは、雑菌が繁殖するには絶好の場所です。そんなときは、ひんぱんに軽く流した方がいいように思います。

「温泉療法」[*52]などもありますが、私は、お湯が合うようであれば、期間が限定されていれば、多少、長時間入ってもいいように思います。それも自分の体との相談になるでしょう。

お風呂の入り方で注意したいなと思うのは、石けんやシャンプー、コンディショナーやボディシャ

＊51　入浴療法　アトピーでよく行われる代替治療の一つ。入浴を長時間行うことで、代謝を高め、健康を回復させる目的とする。温泉療法もその一部であるが、一般的に入浴療法という場合、特殊なお湯である必要はない。ただ、アトピーにかぎっていえば、皮膚炎に直接ふれるものだけに、湯の成分は効果に直接つながるようである。

＊52　温泉療法　アトピーでよく行われる代替治療の一つ。元々は、効能のある温泉場で湯治をするのが一般的だったが、自宅に温泉の湯を送付し、自宅で療養する方法もあり、温泉療法を推進する業者も存在する。アトピーに効く温泉としては、草津温泉、豊富温泉などが有名であるが、個人差が大きく、実際試してみなければ効果はわからない。どちらかというと、酸性泉より弱アルカリ性泉の方がよいという患者が多く、塩泉も好まれる傾向がある。硫黄泉は、効果に差があるようである。

ンプーなどの使用です。実は、こういった製品の多くには、天然成分入りだろうがアレルギーフリーだろうが、界面活性剤が入っています。水と油を混ぜ合わせて洗浄力を出すためです。しかし、皮膚にそういったものがつくと、皮膚には刺激になります。なるべく使用の回数を減らすなどした方がよいでしょう。日本のように清潔な環境なら、日常の汚れはそれほど大きな問題にはなりません。

また、強い水圧のシャワーを浴びすぎることは要注意です。シャワーの刺激は痒い肌に心地よいので、シャワーを浴びすぎてしまい、掻いたのとおなじようなダメージを皮膚に与えてしまうようです。塩素に過敏な方は、浄水器をつけることをお薦めします。私自身、塩素にはひじょうに過敏なので、浄水器をつけただけでぐっと楽になったことがあります。

■体って自分が食べたものからできている

ここまで皮膚にまつわることをお話ししてきましたが、ここからは体全体のケアについても考えてみましょう。皮膚の健康には、体全体の健康が重要です。では、体って何でできているのでしょうか。禅問答のようですが、答えの一つは、〈私たちが口にする食物〉ではないでしょうか。食物は、「第二の体質」ともいわれています。私は、食に関係のない病気はすごく少ないんじゃないか、と思っています。

よく私も聞かれるのですが、「アトピーはアレルギー疾患[*54]なんでしょうか？」。つまり、アトピーが出るのは、食物アレルギー[*53]のせい？ 原因となるアレルゲンをすべて除けば、アトピーは出なくなるんでしょうか？

食物アレルギーが皮膚に出るには、あるメカニズムが働いています。食べ物は口に入ってから、食道、胃を通過して、腸へ移動します。腸では、たくさんの酵素というものがあって、タンパク質や炭水化物、脂肪を細かく切っていきます。そのプロセスの中で、栄養素やその他、いろいろなものが小腸で吸収されますが、アレルゲンとなるものがそこから血流に入り、皮膚に運ばれてしまうことがあるのです。そして、皮膚で炎症を起こし、痒みになってしまうわけです。

それでは、このメカニズムがアトピーと直接関係あるのでしょうか？　実はそれがあまりよく分かっていないのです。ただ、どうやら子どもの場合は、食物アレルギーは無視できないようです。しかし、それでもあまり食物アレルギーを意識して食事制限をしすぎてしまうと、成長障害が起きてしまうこともあります。ですから、極端な食事制限も、要注意です。

成人のアトピー患者の場合はどうでしょうか？　私は無関係とは思わないのですが、小児の場合よりは関係が薄く感じられます。大人になりますと、痒くなる食物は割と自覚できるので、それを避けることもやさしくなります。どうも食物アレルギーだけが悪者ではなさそうです。

＊53　食物アレルギー　特定の食物を食したときに起こるアレルギー反応。年齢により、反応する食物は変わってくる傾向がある。重篤な場合は、アナフィラキシー症状を起こし死に至るケースもあるので、軽視すべきではない。

＊54　アレルゲン　アレルギー症状を引き起こす原因物質のことをいう。その多くはタンパク質であるが、金属などタンパク質以外のアレルゲンも存在する。

では、成人アトピー患者は食事に気をつけなくてもいいのかというと、そうでもなさそうです。というのは、良くなったとおっしゃる患者さんの多くが、食事の改善をアトピー関係の理由に挙げていたからです。私自身、生活に余裕があり食事に気をつけていられるときの方が、症状がよいように思います。

アトピーによい食事って、どういう食事でしょうか?　アトピーがよくなつた患者さんにお聞きしたところ、意外にもあまり厳しい食事制限に耐えている人は多くありません。

*油ものを摂りすぎない
*甘いものを食べすぎない
*肉中心よりは魚中心
*野菜を多めに
*洋食よりは和食
*外食は少なめにし、なるべく自分で料理する
*コンビニ弁当は避ける

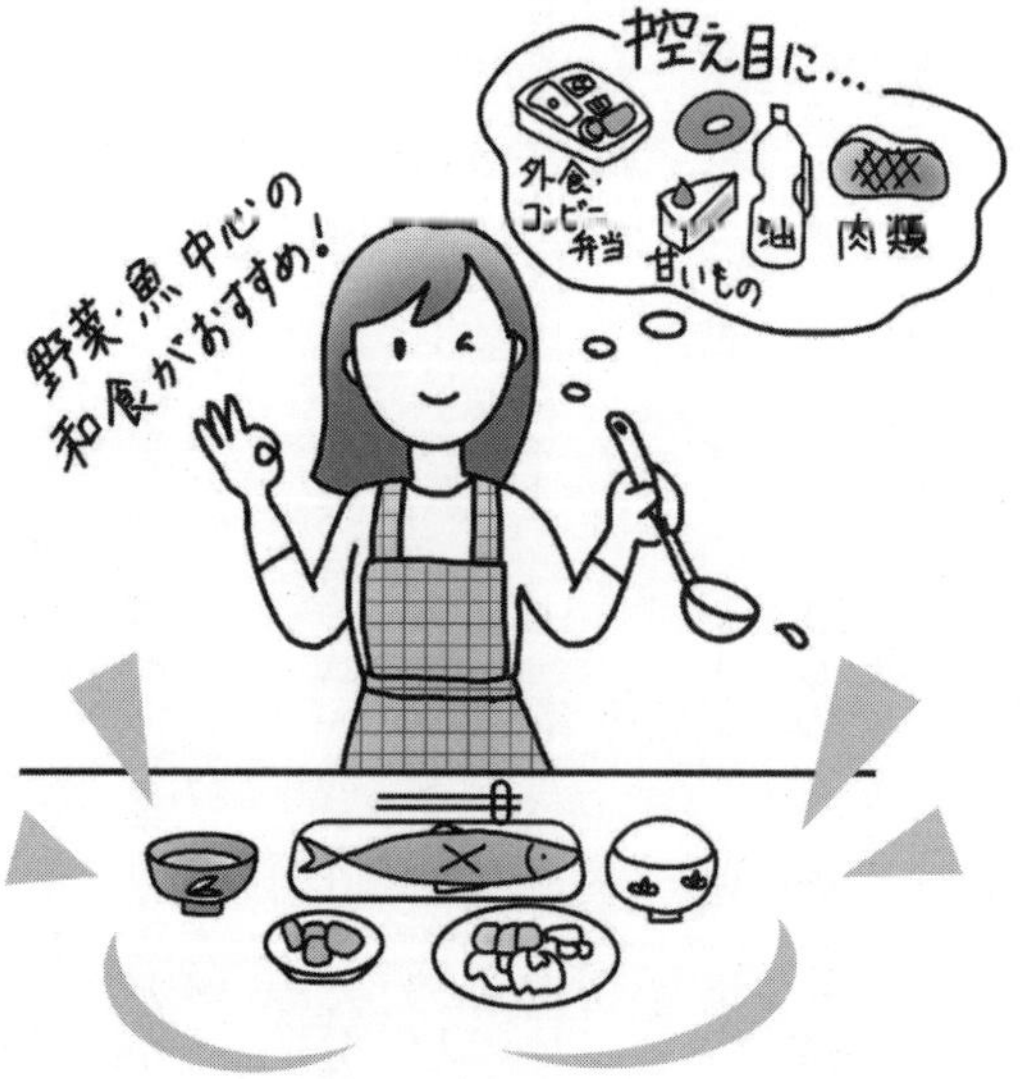
控え目に…
外食・コンビニ弁当
甘いもの
油
肉類
野菜・魚中心の
和食がおすすめ!

＊腹八分目
＊寝る直前はあまり食べない　など
これって、ごくごく自然な「日本人のよい食事」の例かと思います。どちらかというと、生活習慣病[＊55]によい食事例のようです。まあ、言ってみれば、アトピー食というよりは、健康食といった方がいいかもしれません。こういった食事がどうしてアトピーによいのか明確な理由は分かりませんが、その人の全体的な健康を底上げする効果と、あと腸内環境を整えるのによいのではないかと私は考えています。

あまり厳しい食事制限をしていると、精神的にまいってしまう人も多いようです。適度に気をつけながら、でも食事も楽しみながら身体全体の健康をめざすというのが、アトピーにもよいのかもしれません。

食事療法について、一つ注意点を述べたいと思います。玄米がよいという定説により、玄米食にする方が多いようです。実際、玄米は健康によいと思いますが、なかには玄米アレルギーの方もいらっしゃいます。このようによかれと思って食べていても、ときに害になることもあるので、要注意です。「○○がアトピーによい」といった理由で、何かを集中的に食べるのは、アレルギーのリスクも高まりますので、避けた方が無難です。バランスよく、といった程度がよいのではないでしょうか。

＊55　生活習慣病　好ましくない生活習慣によって引き起こされる病気をいう。糖尿病、脳卒中、心臓病、高脂血症、高血圧や肥満が挙げられる。以前は成人病とも呼ばれたが、患者が若年層にも広がったため、この名称に改称された。

■しょせん私たちは〈動いてなんぼの動物〉

ネットや出版物、その他、インタビューなどでアトピーから回復してきた方の共通点をさがしたとき、結構あてはまる共通項は、〈体を動かすことが回復につながった〉ということです。アンケート結果でも、運動してアトピーがよくなったと実感している人は多いようでした。適度に体を動かすということは血流もよくなりますし、皮膚の健康だけでなく、体全体の健康に寄与するのでしょう。

ただ、アトピーのつらい症状が全身にわたっているとき運動するというのは、ちょっと非現実的かもしれません。特に下半身まで炎症が広がっている場合は歩くことすら苦痛で、室内の移動も困難になります。そんなときに「家にこもってばかりいないで、ジョギングしよう！」などと言おうものなら、ストレスになるばかりです。

しかし、ヒトは動物であり、体全体のバランスや健康状態を保つためには、ある程度動かなければなりません。動くことで、動物は生命のメカニズムを円滑に動かしているのです。たとえば、健康な人であっても一日中寝床で横になっているような生活を長く続ければ、病気になりかねません。人は、動いてなんぼの動物なのです。

ですから、かなりきつい状態であっても、可能なかぎり布団の中で過ごすことはせず、起きて生活をするようにしましょう。それが無理な方は、できるようになるまで待ってもいいので、少しでも動けるようになったら、普通にある時間は起きて生活する習慣をつけましょう。どうもその方が回復が早そうです。

少しでも外に出られるようになったら、ジョギングは無理でも散歩くらいから体を慣らしていくとよいでしょう。炎症が見える部分だと、「人から変に思われるのでは？」と気になりますが、他人はあまりそんなことを気にしないものです。でも、気にされたっていいじゃないですか、放っておけば。時々、「アトピーなの？　大変ね。アトピーには塩水がいいんですってよ」と話しかけてくるおばさんとかもいます。私も捕まって辟易《へきえき》しました。でも、彼らはしょせん、関係のない赤の他人です。アトピーのことをよく知らないのです。不快になるだけ損です。そういった人の存在を気にして、外に出ない方がよっぽどアトピーによくありません。

気に入ったスポーツがあれば、やってみるのもいいでしょう。汗をかくと痒くなることを気にする人もいますが、汗のかきはじめはつらくとも、しばらく汗が出ていると、痒みの成分（？）が出ていくのか痒みが治まることもあります。小さいことは気にせず、どんどん動いてしまいましょう！

■意外に大切な〈姿勢〉

運動とともに意外に大切なのではないかと私が感じているのは、〈姿勢〉です。常識的に考えても、姿勢というのは体の働きの根幹にかかわってくるものです。でも、それが皮膚の健康と直結するという考えは、私にはありませんでした。

それが変わってきたのは、何人かの比較的症状が重いアトピー患者さんたちが、〈体のゆがみを直す〉ことをめざす代替治療[*56]によって、劇的に回復する過程を見聞きしたからです。お話をよくうかがってみたところ、患者さんたちは自分の回復が「体のゆがみを直したことによるもの」というかなり強い確信があるようでした。その確信が思いこみとはどうしても思えず、私も興味を抱いたのです。

アトピーと姿勢――それは私には新しい視点でした。どうなのだろう、と思っていたころ、ちょっとした出来事がありました。アトピー患者さんたちと、アトピーとは別の乾癬という皮膚病の患者さんたちが一堂に会する宴会に参加する機会があったのです。乾癬の患者さんたちに比べると、アトピーの患者さんたちの多くがややや せ形で、少し猫背の人が多いことが気になりました。同じ皮膚病をかかえる仲間が、その病によって醸し出す雰囲気がずいぶんちがうことに、驚いたものです。

考えてみれば当然なのですが、私たちの体の器官は体内におさめられています。姿勢が悪ければ、各々の器官がうまく働けないということもありうるでしょう。

また、体には〈ホメオスタシス（恒常性）〉といって、バランスをとろうとする仕組みがありますが、その中心を担うのが、自律神経系[*57]です。姿勢の悪さと自律神経の失調との関連は、ここのところいろいろな方面で示唆されています。同時に、内分泌系[*58]や免疫系など、アトピーと関連の深そうな機能は自律神経と共同作業をしているらしいことも分かってきています。そういったことから、アトピーが体の歪みとかなり直接的な関連があるかもしれないという仮説は、合理的と言えば合理的なのです。

その肝心な「体のゆがみを直す」方法ですが、私がお話をした人たちは、基本的に代替治療の先生のところに通われていました。保険は効きませんから、治療費は基本的に高額といえる部類の値段です。方法といっても、画一的なものに決まっているわけではなく、整体やカイロプラクティック[*59]、それから独自の名前を名のっているところもあります。

むずかしいのは、どこが良心的にやっているのかがよく分からない点です。やはり口コミで、よくなった人から直接話を聞いたほうがよいかと思います。もしそれで興味があるなら、そこに通ってみて、自分に合うかどうか判断されてはどうでしょうか。

特に高額の代替医療を受けなくても、最近、体のゆがみを直す運動や、そういった解説本は数多くみられます。そこには、ごく標準的な体をゆがめない方法などが述べられているケースが多いものです。極端でないかぎり、そういったものを取り入れつつ、日々の生活に気をつけることが大切と思われます。

＊56　代替治療　近代西洋医学で未検証であったり、応用されていない治療法を総称していう。アトピー治療においては、漢方、鍼灸、食事療法、温泉療法などが、代替治療として行われている。

＊57　自律神経系　体性神経系に対する言葉。意思とは関係なくはたらき、消化、代謝、呼吸、心拍などの機能を制御し、生体の恒常性の維持にかかわっている。交感神経、副交感神経からなり、互いに相反する作用をもつ。

＊58　内分泌系　ホルモンの調節機構をつかさどる。自律神経系と強調しながら、恒常性の維持にかかわっている。

＊59　カイロプラクティック　１８９５年、米国アイオワ州のダニエル・パーマーによって創始された療法。カイロは手の意味で、手技によって病気の原因となる体のゆがみを解消し、健康を回復する方法。

■数々の代替治療―情報にふりまわされずに賢く利用しよう

「姿勢」のところで、代替治療について述べました。アンケートの中でも、代替治療によって効き目を感じたとおっしゃる方はずいぶんいました。多かったのは、温泉治療、漢方、マクロビオティック[*60]や小食をはじめとする食養生などでしょうか。さらに、先に述べた姿勢の矯正に関わる整体、カイロプラクティックなども人気のようでした。また、鍼灸などの東洋医学系や、「ホメオパシー」と呼ばれるホリスティック医療[*61]（全人医療ともいいます）なども書かれていました。

こうしたものをみますと、皮膚に直接働きかけるというよりも、体全体の健康を整えることで、回復を実感している人が多いことがうかがわれます。

さて、こうした代替治療、どのように選んでいけばいいのでしょうか。代替治療でよいものもあるのでしょうが、保険がきかないために高額なものが多く、それだけではなくあまり良心的とはいえないところもあります。怖いのは、健康食品や保湿剤と偽って、ステロイドを混ぜたりするところがある点です。また、科学的な根拠がなく、健康被害をおよぼすケースもあります。代替療法だから安全というわけでは決してなく、私たちは心して選択しなければならないのです。

やはり、ここで選択のポイントとなるのは、代替治療を行う側の誠意でしょう。あまりにも〈もうけ主義〉のように思えたら、避けた方が賢明です。よく治療者の言うことに耳を傾け、また、自分からもよく質問し、納得できるか判断することが大切でしょう。「アトピーが絶対完治する」と断言するようなところは、あまりおすすめしません。

最近はネット上にも情報がありますから、それも確認するとよいでしょう。あるいは、信頼できる患者仲間が通っていて薦めている、と言ったことがあれば、もう少し安心かと思います。そういった意味でも、他の患者さんたちとのつながりは大切でしょう。

ただ、あくまでも過度の期待は禁物です。代替治療は補完治療と考えて受けることをお薦めします。

■生活全般を見直す——考えすぎてしまわないことも大切

生活全般を見直すということは、自分の生活自体も見直すということです。睡眠時間はどうでしょうか？　煙草を吸いすぎたり、アルコールを飲み過ぎるといった不摂生はしていないでしょうか？　あまりにもストレスがかかる生活をしていないでしょうか？　「早寝早起きすることが、アトピー回復の最初の一歩」とおっしゃるお医者さんもいます。生活全般の見直しが大切と再確認させられる言葉です。

しかし、生活の改善、〈言うは易し、行うは難し〉といったところでしょうか。私たちは、このストレス社会の中で、あらゆる事に対応しながら、仕事をしたり、家事をしたりといった生活をしていかなければなりません。それほど余裕があるわけではないのです。

＊**60**　**マクロビオティック**　桜沢如一氏が提唱した食養生。玄米菜食を基本とし、独自の陰陽論を基礎として、食材や調理法のバランスをとった食事を実践する。

＊**61**　**ホリスティック医療**　日本ホリスティック医学協会によると、〈体〉〈心〉〈魂〉の視点から〈環境〉までをふくめた全体的な視点で健康を考える医療。「全人的医療」とも呼ばれ、自然治癒力を高めることを治療の基本とする。

また、アンケート調査でも指摘されたように、アトピーをもちながら、仕事や日常生活をふつうにこなしていくことは、思いのほかむずかしいことです。その中で、病をかかえる人たちは、体と相談しながら折り合いをつけていかなければなりません。

私自身、リバウンドの最悪なころは乗りこえ、ふつうに社会生活を送ることができるようになりながらも、あと一歩、アトピーからなかなか卒業できません。それは、現在の生活で自分の心身にかかるストレスが大きすぎるせいだと思っています。

しかし、そういった中でも、自分の弱点を知り、生活設計を少しでも体に合わせることは可能です。実際、アトピーは自分の体からのメッセージともいえます。そういったメッセージをもたず、過労死してしまう働き盛りの人たちの話を聞くにつけ、アトピーはメッセージとして自分の体を守っているのだ、と感じられてなりません。

また、こういったストレスを考えるとき、おなじ病をもつ患者の友達という存在はとても貴重だと感じます。決して他の人には通じることのないことでも、まるで共通の言語があるかのように、悩みを打ち明け合うこともできますし、煮詰まったときの活路の見出し方もさまざまなので、情報交換もできます。今はネットでもつながれる社会になりました。孤立は闘病をつらくします。自分の気持ちを打ち明けられる相手をみつけることも、闘病をいくらかでも楽にしてくれるものと思います。

気持ちを楽にする方法として、もう一つ大切なのは、「考えすぎない」ことかもしれません。私たちは長期的に症状が長く続くと、どうしても「何が悪いのか？」と考えあぐねてしまいます。また、過去に使ったステロイドのことなどを思い返し、ひどく落ち込んでしまうケースもあります。そういったときは、あまり考え込まず、自然治癒力にそっとお任せしてみませんか？　考えすぎてしまうことは、本来、私たちが持っている力をそいでしまうことにもつながります。考え込まずに、なるべく冷静に距離をとりながら、自分の症状をみる視点も重要です。

■名医が治すわけじゃないアトピー

ここまで、私がアトピー寛解に必要と考えることを挙げてきました。おわかりになるかと思いますが、ここに述べられていることの多くが、生活全般を見直すといった類のことで、魔法のようにアトピーを消し去る方法ではありません。「アトピー治療に青い鳥はいない」。こんな言葉をネットで見たことがありますが、私も事実はそうだと思うのです。

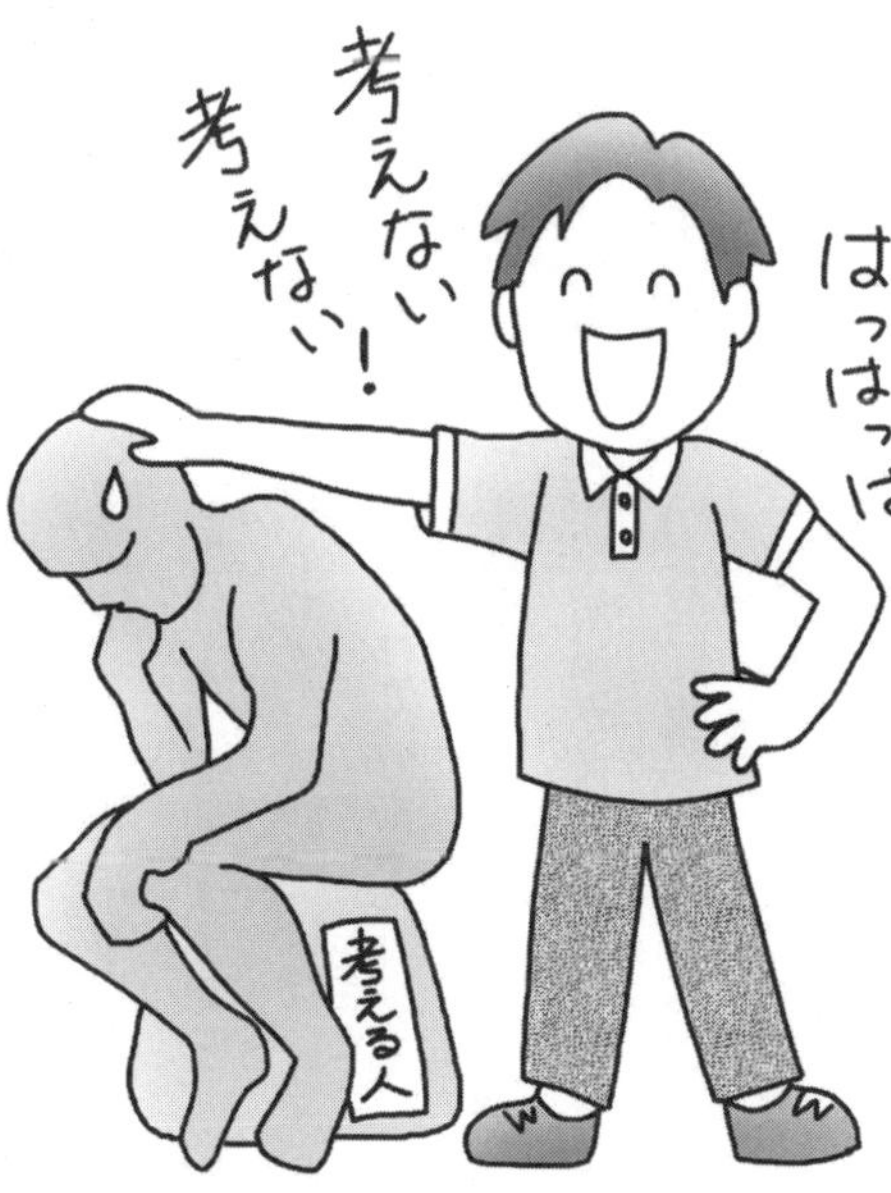

先にも述べましたように、私たちを癒すのは結局、体が持つ治癒力です。薬剤はそれを補うだけです。ときに薬剤は、あまりにも強い力を発揮し、自ら持つ治癒力を弱めてしまいます。そういったこ

とのないよう、自分の体は自分で積極的に守っていかなければなりません。

そもそもアトピーは、かつてはこのような猛威をふるう病気ではありませんでした。子どものころに罹《かか》り、そのまま自然治癒してしまう病気、それがアトピーだったのです。現代の魔法の薬、ステロイド外用剤が登場する前だって、事情はおなじだったのです。医者が治してきたわけじゃないアトピー、薬が治してきたわけでもないアトピー、自然に治ってきていたのです。そのことは、重要なヒントになると思います。

ステロイド外用剤についてはいろいろ書いてきましたが、実は私は、ステロイド外用剤のみが日本のアトピーを劇悪化させたのではないと思っています。私たち現代人の生活は、あまりにも自然の摂理から外れたものになってしまっています。環境の汚染、食生活の激変、現代生活でのストレス、過労……そういったものが総合的に影響し、治癒力そのものを低下させてしまっているのではないでしょうか。また、生活の中には、皮膚に直接的なダメージをあたえるものがあふれています。

これらのさまざまな要因が皮膚の病を治しにくくしている、そんな印象を受けます。実際、皮膚科のお医者さんにうかがうと、ステロイドとは無関係で、昔より治りにくい皮膚炎が確かにあるそうです。どうやら、皮膚の回復自体が遅くなっているようなのです。対症療法として用いられるステロイド外用剤が、（特にアトピーのような慢性病の場合）事態をさらに複雑怪奇にしている、と私は考えています。

アトピーを寛解させてきた患者さんの話を総合すると、自らもつ治癒力を信じ、それを生かすことが治癒への近道なのかな、と思っています。「ステロイドをやめれば、リバウンドさえ乗りこえれば、すべて解決する」というものではなさそうです。狂ってしまった体のバランスを取り戻す、このプロセスがもっとも重要なのだと思われます。

アトピーにはいろいろな治療法があります。それ以上にさまざまな代替療法もあります。しかし結局は、どんな方法を用いようと、治癒力を生かすことができれば治癒につながる、そういうことなのではないでしょうか。

そして大切なことは、私たちにはその方法を選び取る権利があり、それだけでなく、自らの体に対しては責任があるということです。自分の体と自分で向き合い、自分で考え、判断すること、それが大切なのだと思います。どんな名医にすがったとしても、しょせん、その結果を引き受けるのは自分なのです。

生命はバランスの上に成り立っています。そのことを忘れず、自然の摂理にそいながら、体をいたわり、アトピーを癒して

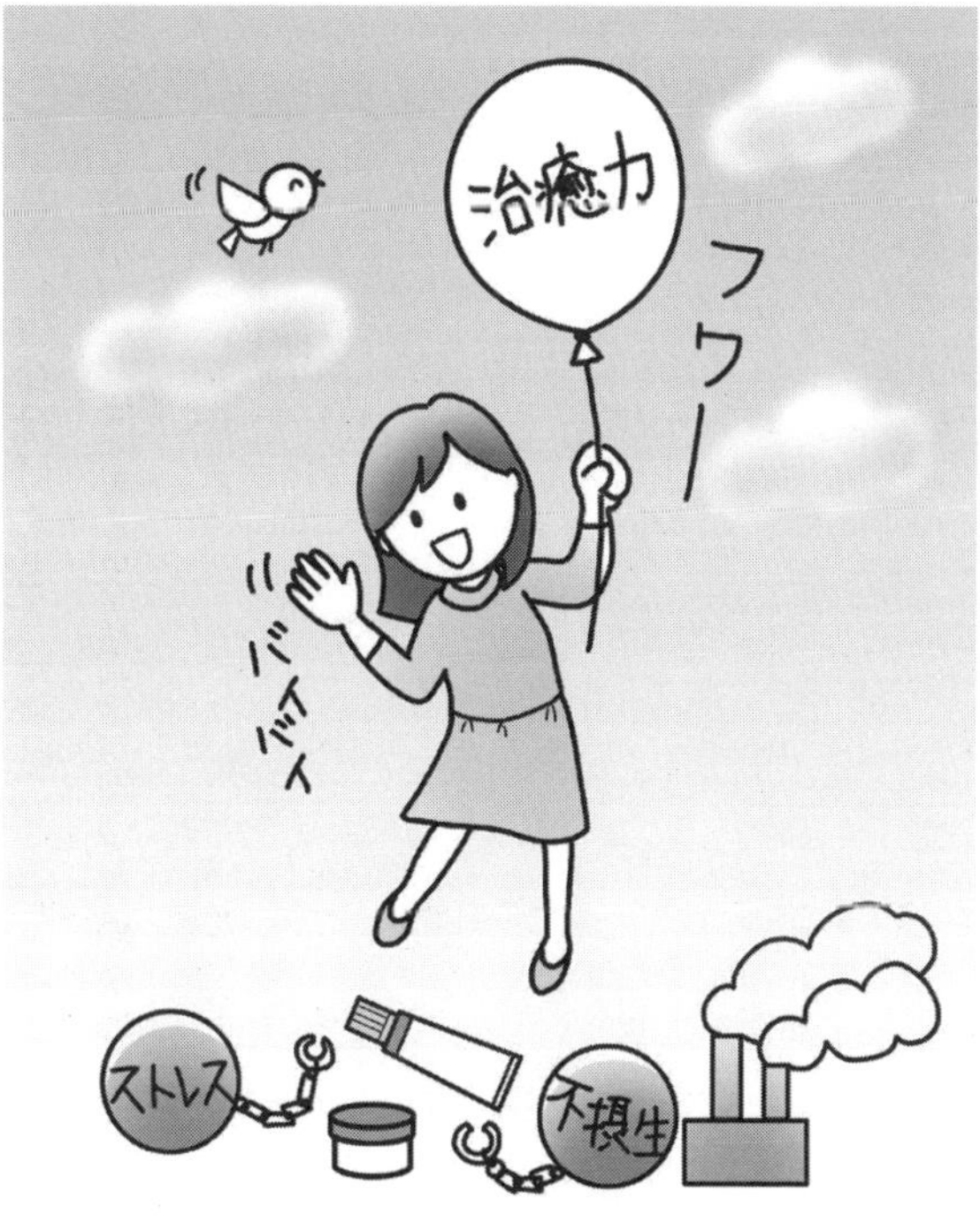

いければ……回復の先は見えてくるのではないでしょうか。生命はほんとうに無駄なことをしません。病にはそれなりの意味があり、それを謙虚に読み解くのが、病に向き合う私たちのつとめなのかもしれません。

終わりに

2年ほど前のことだったでしょうか。地獄のようなステロイド離脱がようやく一段落したころ、私は、「日本臨床皮膚科医会」という学会で、アトピー患者としてスピーチをさせていただく機会を得ました。その時、招待してくださった皮膚科医の方が、私のT大学付属病院時代の主治医に引き合わせてくださいました。数年ぶりの対面でしたが、元主治医の先生は以前と変わらぬ穏やかな表情で、私に話しかけてくださいました。

「ああ、お顔を覚えていますよ。あれから、いかがでしたか」

私は一時期、彼の行っていたプロトピックの治験に参加していましたが、その後、プロトピックを断念し、ステロイドに戻ったものの、現在ではステロイドも離脱していました。はじめは、標準治療の中心的な立場におられるこの先生に私の過去を話しても、ただ不快なだけだろうと思ったのです。しかし、やはり起こったことを知ってほしいし、この先生も知るべきでは、と思い直しました。

そこで私は、勇気を奮って、私の身に起こったことを話してみることにしました。

「実は、プロトピックは使えなくなってしまい、ステロイドに戻ったのですが、やはりこちらも使いこなせなくて……」

このあたりまで言いかけたときだったかと思います。元主治医は、まるで私が突如、存在しなくなったかのように、もう一人の先生に向かって、全然ちがう話をはじめたのです。それは私があたかも突然、透明人間になったかのような、そんな一瞬でした。

もしかしたら、私はほんとうに透明人間になっていたのかもしれません。アトピーの標準治療では、ステロイド外用剤が第一選択。その大前提が崩れ、ステロイドで問題を起こす患者たちは、標準治療の場にいる医師たちにとっては不都合な存在です。そんな患者は、みなかったことにしてしまう、存在していなかったことにしてしまう、そんなことが起こっているような気がします。

しかし、標準治療の場で〈なかったこと〉にされようがされまいが、ステロイド外用剤で問題をかかえるようになれば、私たち患者は大変な苦痛を感じながら生きなければなりません。

この本は、そういった患者たちのつらさ、悲しみ、心の叫び、そういったものを世に問いたいと思って書き記したものです。正直、その言葉はあまりにも重く、つらく、何度も投げ出しそうになりました。折悪しく、私の転職が重なったため、何度も「もう無理……」と言い訳して逃げだしたくなりました。そんなわけで、執筆は遅々たるものでした。

でも、自分の過去を思い出すとき、そして、たくさんの患者さんたちのたくさんのつらさを思うとき、諦《あきら》めることはどうしてもできませんでした。そして、ほんとうにたくさんの患者さんたちが、私を励まし、支えつづけてくださいました。私自身も、アンケートやインタビューに協力してくださった患者さんたちのためにも、なんとかがんばらねば、と自分を奮い立たせたものです。

この本にとって、患者さんたちの綴られたエピソードの数々は、もっとも大切なメッセージともいえます。皆さんのメッセージをこのようにまとめさせていただくことで、ほんの少しでも、世間にアトピーのつらさが分かってもらえたら、また、患者さんが医療現場でのつらい思いをせずにすむことにつながれば……。そういった願いが、私を支えつづけてきたように思います。

病をもつことは、やはりつらいことです。それでも、多くの方たちが、そのつらさの中から、「おなじ病に苦しむ患者さんたちが、少しでも楽になる日がきますように」と他の患者さんのことを思いやるメッセージを寄せてくださいました。病をかかえながらも、しなやかにたくましく生きる方たちのメッセージは、大きな励みになったものです。

その中でも、一人の若い女性患者さんの言葉が、私の心に強く揺さぶりました。この方のメッセージをこの本の最後のメッセージとして、ここにご紹介したいと思います。

「アトピーはつらいことだけれど、つらい思いをしたことばかりを、アンケート集計するときに取り上げないでほしいと思います。私は、アトピーであることで、逆に周りの人の温かさを感じることも多かったです。そういう人もいるということを、今つらい思いをされているアトピー患者の方たちに知ってもらいたいと思うのです」(20代後半・女性)

「アトピーはつらいことだけれど、不幸なことではない」。これは、私の尊敬するアトピーの友人がおっしゃっていた言葉です。その言葉をかみしめながら、理解し合えるたくさんの仲間と共に、今後も自分の病と向き合っていこうと思っています。

皆さんの一日も早いご快癒をお祈りしています。

アンケート調査をはじめてから2年半、調査結果を世に送りだす本書が産声をあげるまでには、たくさんの方々にお世話になりました。

まずは、私に患者として患者と共に歩むことを、その生き様で教えてくださった岡部伸雄さん、研究助成をしてくださった「高木仁三郎市民科学基金」、アンケートおよびインタビュー調査にご協力いただいたのべ１０００人以上の患者さん、お医者さん、患者支援団体や豊富温泉関係者のみなさまに、心より御礼申し上げます。ご多忙な中、原稿の内容チェックをしてくださった皮膚科医の山上温子先生、心温まる素敵な挿絵を描いてくださった中脇千砂さん、推薦の辞をお寄せくださった新潟大学の安保徹先生と主治医の藤澤重樹先生にも感謝申し上げます。編集者の北川直実さんは、当初より出版実現のためにお力添えいただき、また書くことに関して素人であった私に惜しみなく助言を与えてくださいました。出版を快く引き受けてくれた「子どもの未来社」と共に御礼申し上げます。

そして最後に、闘病中、ときにぶつかり合いながらも、私を懸命に愛し守ろうとしてくれた両親と兄に、ある日、突然、化け物に変貌した私を見捨てず、家族としてずっと共に歩んできてくれた夫の安藤聡彦に「ほんとうにありがとう」。

２００8年11月16日　東京アトピーフォーラム開催の日に

著　者

調査にご協力いただいた皮膚科医＆医療機関および患者支援団体（アイウエオ順）

＜皮膚科医＆医療機関＞

●磯辺善成先生　いそべクリニック
〒446-0026　愛知県安城市安城町宮前105
電話：0566-72-5020　Fax：0566-72-5021
HP：http://www.isobe-clinic.net/index.htm

●稲田修一先生　稲田皮ふ科クリニック
〒734-0004　広島県広島市南区宇品神田1-6-1
電話：082-253-2100　Fax：082-253-2160
HP：http://www.menet.gr.jp/member/inada.htm

●今山修平先生　今山修平クリニック＆ラボ
〒814-0002：福岡県福岡市早良区西新2-7-8 ラクレイス西新2Ｆ
電話：092-832-1655　Fax：092-832-1677
HP：http://今山ラボ.jp

●岩田忠俊先生　岩田皮フ科
〒491-0912　愛知県一宮市新生2-19-19
電話：0586-46-0022　Fax：0586-46-2592
HP：http://www.mms-net.com/~iwata/index.html

●木俣　肇先生　医療法人 彩樹 守口敬任会病院 アレルギー科
〒570-0021　大阪府守口市八雲東町2-47-12
TEL：06-6906-9000　Fax：06-6906-9008
HP：http://www.mkc.zaq.ne.jp/keijinkai/home.htm

●小村十樹子先生　トキコクリニック
〒542-0081　大阪府大阪市中央区南船場4-7-6 心斎橋中央ビル６Ｆ
電話：06-6241-6663　Fax：06-6241-6636
HP：http://www.tokikoclinic.com

●佐々木絹子先生　いのけ医院
〒064-0809　北海道札幌市中央区南9条西6丁目2-25
電話：011-511-5003　Fax：011-511-5580
HP：http://dns.inoke.jp/html/greeting.html

●佐藤健二先生　阪南中央病院
〒580-0023　大阪府松原市南新町3-3-28
電話：072-333-2100
HP：http://www.hannan-chuo-hsp.or.jp/

●隅田さちえ先生　さち皮ふ科クリニック
〒730-0051　広島県広島市中区大手町5丁目2-22 山陽ビル2号館
電話：082-544-0030　Fax：082-544-0031
HP：http://www11.plala.or.jp/sachi-clinic/
●渋谷信治先生　渋谷皮フ科クリニック
〒532-0011　大阪府大阪市淀川区西中島7-1-1 興北ビル7F
電話：06-6305-1080
●田中源一先生　源一クリニック
〒113-0021　東京都文京区本駒込4-38-3 パストラル動坂201
電話：03-5685-3161　Fax：03-5685-3169
●谷口雄一・洋子先生　谷口医院
〒329-1233　栃木県塩谷郡高根沢町宝積寺1038
電話：028-675-0005　Fax：028-675-6077
●堂園晴彦先生　堂園メディカルハウス
〒890-0052　鹿児島県鹿児島市上之園町3-1
電話：099-254-1864　Fax：099-259-2469
HP：http://www.dozono.co.jp/
●西尾千恵子先生　西尾皮膚科医院
〒003-0023　北海道札幌市白石区南郷通1丁目北1 白石メディカル3F
電話：011-865-0671　Fax：011-865-0651
HP：http://www2.ocn.ne.jp/~atopy/
●平郡恵子先生　キヨセ北口皮膚科
〒204-0021　東京都清瀬市元町1-1-10 平塚ビル2F
電話：042-492-2313
●藤澤重樹先生　医療法人社団 アップル会 藤澤皮膚科
〒178-0063　東京都練馬区東大泉1-37-14-2F
電話：03-3925-8947　Fax：03-3925-8950
HP：http://www10.ocn.ne.jp/~fujisawa/
●松田三千雄先生　ふみぞの松田皮膚科
〒085-0063　北海道釧路市文苑4-2-10
電話：0154-38-5160
HP：http://matsuda-hifuka.com/
●宮澤　仁先生　西さっぽろ皮フ科・アレルギー科
〒063-0061北海道札幌市西区西町北7-2-11　西さっぽろメディカルビル3F
電話：011-667-1199

調査にご協力いただいた皮膚科医＆医療機関および患者支援団体

●山上温子先生　松阪厚生病院
〒515-0044　三重県松阪市久保町1927-2
電話：0598-29-1311
http://www.matsusaka-kousei.com/index2.html
●吉澤　潤先生　吉沢皮膚科
〒231-0868　神奈川県横浜市中区石川町1-1 カーサ元町 4F
電話：045-662-5005
HP：http://www2.airnet.ne.jp/jnysh/
●吉田政己先生　よしだこどもクリニック
〒464-0071　愛知県名古屋市千種区若水3丁目27-15
電話：052-723-4151　Fax：052-723-4120
HP：http://www31.ocn.ne.jp/~yoshida/
●涌井史典先生　皮フ科わくいクリニック
〒169-0075　東京都新宿区高田馬場4-28-19 きりしまビル2F
電話/Fax：03-5348-1151
HP：http://wakui-clinic.com/
＊ほか医師2名

＜患者支援団体など＞
●アトピーフリーコム　http://atopy-free.com/
●ゆうねっと　http://www15.ocn.ne.jp/~kinoka/yunetindex.html
●アトピーを笑い飛ばす会 あとっぷ　http://atop.happy-lucky.biz/
●生活クラブアトピーネットワーク
http://homepage2.nifty.com/scan/index.htm

●豊富温泉　豊富町温泉保養宿泊所「湯快宿」
〒098-4132　北海道天塩郡豊富町字温泉
電話／Fax：0162-82-2292
http://www17.ocn.ne.jp/~yukaijuk/

参考図書・文献（各項目ごと、著者アイウエオ順）

■患者体験記

『アトピーの女王』雨宮処凛／太田出版

『顔つぶれても輝いて—ステロイド軟膏訴訟6年の記録』江崎ひろこ／一光社

『そっと涙をぬぐってあげる—アトピー性皮膚炎治療で廃人になった若者達』江崎ひろこ／かもがわ出版

『脱ステロイド—二十年におよぶアトピーとリバウンド地獄からの解放』田淵耕造／文芸社

『ステロイド地獄脱却物語』ねもと　健／文芸社

『アトピーな日々—ステロイド断ちから始まった再生への歩み』藤村由美子／文芸社

■医療関係

『アトピーは合成洗剤が原因だった』磯辺善成／メタモル出版

『アトピー性皮膚炎—最新・賢い患者学』衛藤　光／双葉社

『アトピー性皮膚炎がよくわかる本—こうすれば長引かない、早くよくなる！』（名医登場シリーズ）川島　眞／小学館

『患者に学んだ成人型アトピー治療—脱ステロイド・脱保湿療法』佐藤健二／つげ書房新社

『新編　大人のアトピー性皮膚炎はここまで治る』高橋夫紀子／主婦と生活社

『アトピービジネス』竹原和彦／文芸新書

「続アトピービジネス私論-その後の検証」竹原和彦／先端医学社

『そこが知りたいQ&A アトピー性皮膚炎の最新知識—日本皮膚科学会患者相談システムに学ぶ』竹原和彦／医薬ジャーナル社

『こうして治すアトピー』竹原和彦／岩波アクティブ新書

『アトピー性皮膚炎とステロイド外用療法』玉置邦彦・中川秀己・古江増隆／中外医学社

『二人三脚で治すアトピー—治療の最前線から』玉置昭治／清風堂書店

『大人のアトピーは自分で治す』戸田　浄／講談社

『アトピー性皮膚炎治療の実際　プロトピック軟膏使用法を含めて』中川秀己編集／診断と治療社

『油を断てばアトピーはここまで治る—どんな重い症状でも家庭で簡単に治せる』永田良隆／三笠書房

参考図書・文献

『アトピー徒然草』中村　敬／新風舎
『アトピー性皮膚炎の温泉・水治療法―ステロイド皮膚症からの離脱』野口順一／光雲社
『アトピー性皮膚炎とステロイド離脱―カラーで見る』深谷元継／医歯薬出版
『ステロイド依存―ステロイドを止めたいアトピー性皮膚炎患者のために』深谷元継／つげ書房新社
『アトピー・ステロイドからの離脱―薬依存から自然調和のからだへ』福井和彦／桐書房
『アトピー治療革命―取りもどせる！　健康肌』藤澤重樹／永岡書店
『アトピー性皮膚炎―よりよい治療のためのEBMデータ集』古江増隆編／中山書店
『図解　脱ステロイドのアトピー治療』松田三千雄／農山漁村文化協会
『アトピーの薬を減らす本―上手に使って効果的に』道端正孝・田中貴子／農山漁村文化協会
「薬のチェックは命のチェック9号　特集ステロイド剤」坂口啓子・浜　六郎編／医薬ビジランスセンター
「薬のチェックは命のチェック31号　特集アトピー性皮膚炎」坂口啓子・浜　六郎編／医薬ビジランスセンター
「アトピー性皮膚炎診療ガイドライン2006」日本アレルギー学会　アトピー性皮膚炎ガイドライン専門部会、山本昇壯・河野陽一監修／協和企画
「大阪府成人アトピー性皮膚炎調査結果報告書」皮膚　Skin　Research Vol.38, Suppl.17 (1996) 日本皮膚科学会大阪地方会機関誌
「日本皮膚科学会アトピー性皮膚炎診療ガイドライン」日本皮膚科学会アトピー性皮膚炎診療ガイドライン作成委員会／日皮会誌：118, 325-342 (2008).
「アトピー性皮膚炎治療ガイドライン」川島　眞，瀧川雅浩，中川秀己ほか：日本皮膚科学会編／日皮会誌：110, 1099―1104 (2000).

■患者会関連

『やさしくわかるアトピーの直し方』アトピッ子地球の子ネットワーク／永岡書店
『ステロイドを使わないアトピー治療をめざして』アトピー・ステロイド情報センター／つげ書房新社
『ステロイドを止めた理由　離脱体験者35人による証言』アトピー・ステロイド情報センター・住吉純子／つげ書房新社

『現場検証　アトピー・シックハウス列島の謎』アトピー環境研究会・名古屋編／風媒社

■その他

『免疫革命』安保　徹／講談社インターナショナル
『ナースが学ぶ『患者の権利』講座―アドボケイトになるための25の心得』隈本邦彦／日本看護協会出版会
『皮膚は考える』傳田光洋／岩波書店
『粗食のすすめ』幕内秀夫／新潮社
『ヒトはなぜ病気になるのか』長谷川眞理子／ウェッジ選書
『薬害はなぜなくならないか―薬の安全のために』浜　六郎／日本評論社
『笑いと治癒力』ノーマン・カズンズ／岩波現代文庫
『数字に弱いあなたの驚くほど危険な生活―病院や裁判で統計にだまされないために』ゲルト・ギーゲレンツァー／早川書房
『病いの語り一慢性の病いをめぐる臨床人類学』アーサー・クラインマン／誠信書房
『医者が患者をだますとき』ロバート・メンデルソン／草思社
『癒す心、治る力―自発的治癒とはなにか』アンドルー・ワイル／角川書店
Atopic dermatitis (Bieber, T. and Leung, D.Y.M. eds) Marcel Dekker, Inc.
Handbook of atopic eczema 2nd edition (Ring, J., Przybilla, B., Ruzicka, T. edc.) Spirnger
Atopic dermatitis The epidemiology, causes and prevention of atopic eczema (Williams, H.C. ed) Cambridge University Press

アンケート調査票

当てはまる数字に○をお願いします。

●性別　1．男性　2．女性
●年齢　1．16～20歳　2．21～25歳　3．26～30歳　4．31～35歳
5．36～40歳　6．41～45歳　7．46～50歳　8．51～60歳
9．61歳以上
●職業　1．学生　2．勤務者（会社員、公務員など）　3．アルバイト・パート　4．自営業・自由業　5．主婦　6．家業・家事手伝い　7．無職　8．その他（　　　　　）
●未婚／既婚　1．未婚　2．既婚（配偶者　あり）　3．既婚（配偶者　なし）
●現在のお住まい（都道府県をお書きください）（　　　　　）

まず、あなたのアトピー性皮膚炎（以下、アトピー）について質問させて頂きます。

Q　A‐1　発症の時期はだいたいいつごろでしたか？（分類は、WHOの基準に従いました。）
1．1歳以下　2．1～6歳　3．7～12　歳　4．13～16歳
5．17～25歳　6．26～40歳　7．41歳以降

Q　A‐2　おおよそどのくらいの期間、アトピーの症状がありますか？
生後まもなくから現在に至るまで、症状が連続的にある場合は、「6．生後まもなくから現在まで」をお選び下さい。
1．1年未満　2．1～5年　3．5～10年　4．10～20年
5．20年以上　6．生後まもなくから現在まで

ここ一年間で、症状が最も重かったときのことを伺います。現在症状が重い方は、現在の症状をお書き下さい。

Q　A‐3　あなたは、自分の痒みをどう感じられましたか？　最も当てはまるものを一つ選んでください。
1．耐え難いほど痒い　2．かなり痒い　3．痒みはあるが我慢できる
4．この一年間、痒みを意識したことは少ない　5．その他（　　　）

Q　A - 4. その時、あなたの睡眠はどのような感じでしたか？　最も当てはまるものを一つ選んでください。
1. 昼夜を問わず、ほとんど連続的に眠れない
2. 夜ほとんど眠れず、朝方まで眠りに落ちることができない
3. なかなか眠りに落ちることができず、寝られてもすぐに目が覚めてしまう
4. 眠れるが、睡眠中に何度か目が覚めてしまう
5. 時々眠りづらい夜がある
6. ほとんど眠りに支障はない
7. その他（　　　　　　　　　　　　　　　　　　　　　　　　）

Q　A - 5. ここ一年で、あなたはアトピー治療で入院したことがありますか？
1. はい　　2. いいえ
「1. はい」を選ばれた方は、よろしければ病院名をお書き下さい。
（　　　　　　　　　　　　　　　　　　　）

●●

ここからは、アトピーであるが故に、あなたが感じる困難について伺います。まず、社会生活におけるアトピー患者の困難を中心にお尋ねします。

Q　B - 1. 現在のあなたは、次に挙げるような行動を難しく感じますか？該当する項目をすべて選んでください。該当しない場合は、「5. いずれも該当しない」を選んでください。
1. 室内を移動すること
2. 外出すること
3. 電車やバスなどの交通機関を利用すること
4. 通学・通勤など、一定の場所に日常的に通うこと（現在通う場所がない場合は、想定してみてください。）
5. いずれも該当しない

Q　B - 2. アトピーが非常に悪い（悪かった）時のあなたは、次に挙げるような行動を難しく感じますか？　該当する項目をすべて選んでください。
0. 現在アトピーの症状が悪いので、Q　B - 1と同じ
1. 室内を移動すること
2. 外出すること

3. 電車やバスなどの交通機関を利用すること
4. 通学・通勤など、一定の場所に日常的に通うこと
5. いずれも該当しない

Q　B - 3. アトピーが原因で、家の外に長期間（1ヶ月以上）出られなかったことはありますか？
1. はい　　2. いいえ

Q　B - 4.　 Q　B - 3で「はい」と答えた方にお聞きします。その期間はどのくらいですか？（何回かそういう状態になった方は、だいたいのところを加算してください。）
1. 3ヶ月未満　　2. 3ヶ月～1年　　3. 1～2年　　4. 2～5年
5. 5年以上

次に、アトピーの学業・職業への影響についてお聞きします。（Q　B - 5～Q　B - 16まで）
Q　B - 5. アトピーが理由で、進級・進学できなかったことはありますか？
1. はい　　2. いいえ　　3. どちらともいえない

Q　B - 6. アトピーのために、休学あるいは退学したことはありますか？
1. はい　　2. いいえ　　3. どちらともいえない

就職しようとしたことのある方にお聞きします。(Q　B - 7～Q　B - 9)
Q　B - 7. 面接の際に、面接者にアトピーのことを指摘されたことはありますか？
1. はい　　2. いいえ
「1. はい」と答えた方は、差し支えなければ、何を言われたかお書き下さい。
（　　　　　　　　　　　　　　　　　　　　　　　　）

Q　B - 8. アトピーに関連した理由で、就職できない（できなかった）ことがありますか？
1. はい　　2. いいえ　　3. どちらともいえない

Q　B - 9　Q　B - 8で「1. はい」とお答えになった方にお聞きします。あなたにとって、就職が難しい理由は何ですか？　最も当てはまる答えを一

つ選択してください。
1. アトピーの症状が辛いため
2. アトピーを持つために無理が出来ず、職業の選択がきかないため
3. アトピーにより学歴を積むことができなかったため
4. 闘病によりブランクができ、就職活動で不利なため
5. 闘病生活が長く、社会生活に不安を感じるため
6. その他（　　　　　　　　　　　　　　　　　　　　）

職業に就いている方にお聞きします。（Q　B‐10〜Q　B‐16まで）
Q　B‐10. あなたは被雇用者（正規雇用他、アルバイト・パートなども含む）ですか？（学生アルバイト、自営業・自由業は含みません。）
1. はい　　2. いいえ

Q　B‐10で「1. はい」とお答えの方にお聞きします。（Q　B‐11〜Q　B‐16）
Q　B‐11. あなたの雇用形態を教えてください。
1. 正規雇用（会社員、公務員など）　　2. 契約社員　　3. 派遣社員
4. その他（アルバイト・パートなど）

Q　B‐12. あなたの年収はいくら位ですか。
1. 100万円未満　　2. 100万円台　　3. 200万円台　　4. 300万円台
5. 400万円台　　6. 500〜700万円　　7. 700〜1000万円　　8. 1000万円以上

Q　B‐13. あなたの今の職場では、アトピーを理由に有給休暇を取ることができますか？
1. 容易にできる　　2. 一応可能　　3. どちらともいえない　　4. 難しい　　5. 不可能（雇用形態上の理由を含む）　　6. その他（　　　　　　）

Q　B‐14. あなたの今の職場では、アトピーを理由に、休職することは出来ますか？
1. 容易にできる　　2. 一応可能　　3. どちらともいえない　　4. 難しい　　5. 不可能（雇用形態上の理由を含む）
6. その他（　　　　　　　　）

Q　B - 15. あなたは、アトピーのために、退職・休職したことがありますか？
1. 休職したことがある　2. 退職したことがある　3. 休職し退職した　4. どちらもない

Q　B - 16. アトピーが直接の原因で退職したことがある方にお聞きします。退職の際、雇用主側と何らかのトラブルになったことはありますか？（たとえば、意思に反して自主退職を強いられたなど。）
1. トラブルになったことがある　2. どちらともいえない　3. トラブルになったことはない　4. その他（　　　　　　　　）

職業、その他に関わることで、何か問題を感じられることがありましたら、ご記入をお願いします。

次に、家庭生活におけるアトピー患者の困難を中心にお尋ねします。

Q　C - 1. もっともアトピーを辛く感じたとき、あなたはどういった生活環境にいましたか？　現在、状態が悪い方は、現在の生活環境を教えてください。症状が色々な生活環境にまたがった場合は、複数の回答で結構です。
1. 一人暮らし　2. 家族と暮らしていた
3. その他（　　　　　　　　）

Q　C - 1で「1. 一人暮らし」を選んだ方にお聞きします。
Q　C - 2. アトピーが悪化しながらの一人暮らしで最も大変な（だった）ことは何ですか？　一つ選んでください。
1. 食事の支度　2. 掃除・洗濯　3. 経済的困窮　4. 孤独感
5. 外出できない　6. その他（　　　　　　　　）

Q　C - 1で「2. 家族と暮らしていた」を選んだ方にお聞きします。
(Q　C - 3〜Q　C - 9)
Q　C - 3. 一緒に暮らしていた家族はどなたですか？

1. 親　2. 兄弟姉妹　3. 祖父母　4. 配偶者　5. 子ども
6. その他（　　　　　　　　　　）

Q　C - 4. どういった点で、あなたはご家族に強く支えられたと感じましたか？　複数回答でも結構です。
1. 食事・掃除・洗濯など身の回りの世話　2. 経済的援助　3. 精神的励まし　4. 外出の際の付き添い　5. 特になし
6. その他（　　　　　　　　　　　　　　　　　　）

Q　C - 5. 家族内では、あなたは実際どういったことを辛く感じます（した）か？　それぞれの項目について、あなたが辛く感じる（た）度合いについて、選択してください。
a. 自分のアトピーが理解されない
　1. 非常に大きい　2. 大きい　3　多少　4. 少ない　5. ない
b. アトピーが原因で、家庭内の口論が絶えない
　1. 非常に大きい　2. 大きい　3　多少　4. 少ない　5. ない
c. 家族ときちんとした会話ができず、居場所がない
　1. 非常に大きい　2. 大きい　3　多少　4. 少ない　5. ない
d. 自分のすべきこと（通学・通勤・家事・育児など）をこなせない
　1. 非常に大きい　2. 大きい　3　多少　4. 少ない　5. ない
e. 自立することを求められるが、めどが立たない
　1. 非常に大きい　2. 大きい　3　多少　4. 少ない　5. ない
f, 家族に色々な負担や迷惑をかけてしまう
　1. 非常に大きい　2. 大きい　3　多少　4. 少ない　5. ない

Q　C - 6. あなたのアトピーのために、家族のどなたに大きな負担がかかっている（いた）と思いますか？
1. 父　2. 母　3. 祖父母　4. 兄弟姉妹　5. 配偶者　6. 子ども

Q　C - 7. アトピーが悪いとき、保護者（主として両親）と暮らしていた方にお聞きします。（該当する方のみお答え下さい。）保護者が負っている（いた）であろう負担についてですが、その深刻さはどの程度でしたか？　最も当てはまるものを選んでください。
a. 治療のための経済的負担
　1. 非常に大きい　2. 大きい　3. 多少　4. 少ない

b. ケアのための体力的負担
 1. 非常に大きい　2. 大きい　3. 多少　4. 少ない
c. ケアのための時間的負担
 1. 非常に大きい　2. 大きい　3. 多少　4. 少ない
d. 心労などの精神的負担
 1. 非常に大きい　2. 大きい　3. 多少　4. 少ない

Q C-8. アトピーが悪いとき、配偶者と暮らしていた方にお聞きします。（該当する方のみお答え下さい。）配偶者が負っている（いた）であろう負担についてですが、その深刻さはどの程度と思われますか？　最も当てはまるものを選んでください。
a. 治療のための経済的負担
 1. 非常に大きい　2. 大きい　3. 多少　4. 少ない
b. ケアのための体力的負担
 1. 非常に大きい　2. 大きい　3. 多少　4. 少ない
c. ケアのための時間的負担
 1. 非常に大きい　2. 大きい　3. 多少　4. 少ない
d. 心労などの精神的負担
 1. 非常に大きい　2. 大きい　3. 多少　4. 少ない

妊娠や子育てに関して、アトピーママにお聞きします。（該当する方のみお答え下さい。）(Q C-9〜Q C-12)
Q C-9. 妊娠中にアトピーが悪化した、と言うことはありますか？
1. 大いにある　2. ややある　3. どちらとも言えない　4. あまりない　5. 全くない

Q C-10. アトピーを抱えながらの子育てで、あなたがご家族に対し、切実に求めるものは何ですか？　該当するものを選んでください。複数回答で結構です。
1. 家事の援助　2. 子供の世話のサポート　3. 精神的支援　4. 経済的支援　5. その他（　　　　　　　　　　）

Q C-11. 子育て中、アトピーが悪いとき、あなたは誰から援助を得ることができますか？　複数回答で結構です。
1. 夫　2. 実家の両親　3. 夫の両親　4. 兄弟姉妹　5. 友人
6. 該当する人がいない　7. その他（　　　　　　　　　　）

Q　C - 12. 子育て中、アトピーが悪いとき、「同じ境遇の母親との情報交換・相互支援」は、あなたの助けになると思いますか？
1. おおいになると思う　　2. 多少なると思う　　3. どちらとも言えない
4. あまりならないと思う　　5. 全くならないと思う

あなたのアトピーが悪化した際、あなたが家庭内で困ったと感じたエピソードがありましたら、ご自由にお書き下さい。

家族が背負うであろう負担を少しでも軽くするために、どういった支援が必要であると考えられますか？　あなたのご意見をお聞かせ下さい。

••

次に、医療におけるアトピー患者の困難を中心にお聞きします。

まず、医療機関について、お伺いします。
Q　D - 1. 最近５年間、あなたはアトピー治療でどのくらいの数の病院に通院しましたか？
1. 通っていない　　2. 1カ所　　3. 2〜5カ所　　4. 6〜10カ所　　5. 11カ所以上

Q　D - 2. 「1. 通っていない」を選んだ方にお聞きします。なぜ、病院に通われていないのでしょうか？　最も当てはまるものを一つ、選んでください。
1. 症状が安定し、通う必要がない　　2. アトピーで医者にかかったことがない　　3. 病院に通っても良くならない　　4. 医療現場で辛い経験をし、もう通いたくない　　5. 通いたいが経済的に困難
6. その他（　　　　　　　　　　　　　　　　　　　　）

Q　D - 3. 病院を替えた方にお聞きします。あなたが最後に病院を替えた時の理由は何でしょうか？　最も当てはまるものを一つ、選んでください。
1. 病院が自宅や職場から遠かった　　2. 前の病院の先生が現在の病院に移った　　3. 病院に通っても良くならなかった　　4. 病院の医師と治療方針が合わなかった　　5. 病院で辛い経験をした　　6. インターネット・本等で、良さそうな病院を見つけた
7. その他（　　　　　　　　　　　　　　　　　　　　）

アンケート調査票

Q　D - 4. あなたは、アトピー治療の現場で、次のような体験をしたことがありますか？　当てはまるものすべてを選んでください。
1. 望まない治療・医療行為をされた
2. こちらの話を全く聞いてくれなかった
3. 医師から精神的に傷つけられることを言われた
4　医師から怒られたり怒鳴られたりした
5. 医療過誤としか思えないような治療をされた
差し支えなければ内容をお書き下さい。
(　　　　　　　　　　　　　　　　　　　　　　　　　　)
6. 上記に当てはまらないが、辛い経験をした
差し支えなければ内容をお書き下さい。
(　　　　　　　　　　　　　　　　　　　　　　　　　　)
7. 特に辛い経験をしたことはない

Q　D - 5. 医師と自分の考えが食い違った場合、あなたはご自分の考えを言いますか？
1. いつも言う　　2. 時々言う　　3. どちらともいえない　　4. あまり言わない　　5. 全く言わない

Q　D - 6. 現在あなたには、主治医と呼べる人はいますか？
1. はい　　2. いいえ　　3. どちらともいえない

Q　D - 7. Q　D - 6で「1. はい」と答えた方にお聞きします。主治医の所に通うことにした理由は何ですか？　1つか2つ選んでください。
1. 病院が自宅や職場から近いから　　2. アトピーの専門医だから
3. 主治医の治療方針に納得したから　　4. 特別な治療をしてくれるから
5. 薬や治療法をきちんと説明してくれるから　　6. 話をよく聞いてくれるから　　7. その他（　　　　　　　　　　　　　　　　　　）

次に、アトピー治療で使うお薬についてお聞きします。
Q　D - 8. ステロイド外用剤（ステロイドの塗り薬）を使用されたことがありますか？（ステロイドは、「副腎皮質ホルモン」と表示されています。）
1. はい　　2. いいえ　　3. わからない
塗り薬の名前がわかる場合は、お書きください。
(　　　　　　　　　　　　　　　　　　　　　　　　　　)

Q　D - 8で「1. はい」と答えた方にお聞きします。(Q　D - 9～Q　D - 15まで)
Q　D - 9. ステロイド外用剤の使用歴は何年ですか？（わかる範囲でお答えください。）
1. 1年未満　2. 1～5年　3. 5～10年　4. 10～20年　5. 20年以上　6. 不明

Q　D - 10. 手元にステロイド外用剤があったとします。多少症状が出ているとき、どういう塗り方をすべきか、迷った経験はありますか？（現在使用していなくてもかまいません。）
1. 大いにある　2. ややある　3. どちらともいえない　4. あまり迷わない　5. 全く迷わない

Q　D - 11. Q　D - 10で「1. 大いにある」「2. ややある」を選んだ方にお聞きします。どんなことで迷いましたか？　該当するものすべてを選んでください。
1. どのくらいの症状で薬を使うべきか　2. どの強さの薬を使用すべきか　3. どのくらいの量を使用すべきか　4. どのくらい連続使用して良いのか　5. どのくらい休薬期間をおくべきか　6. 自分の使用法で副作用は避けられるか
7. その他（　　　　　　　　　　　　　　　　　　　　　）

Q　D - 12. 現在、ステロイド外用剤を使用されていますか？
1. はい　2. いいえ　3. わからない
塗り薬の名前がわかる場合は、お書きください。
（　　　　　　　　　　　　　　　　　　　　　　　　　）

Q　D - 13. Q　D - 12で「1. はい」と答えた方にお聞きします。どのくらい頻繁に使用されていますか？
1. ほぼ毎日　2. 一週間に数回　3. 一週間に一回程度　4. それ以下　5. その他（　　　　　　　　　　　　　　　　）

ステロイド外用剤を中止した経験についてお聞きします。(Q　D - 14～Q　D - 17まで)
Q　D - 14. ステロイド外用剤を‘意識的に中止した’経験はありますか？
1. はい　2. いいえ

Q　D - 14で「1. はい」を選ばれた方にお聞きします。
Q　D - 15. ステロイド外用剤中止のきっかけは何ですか？　もっとも当てはまるものを1つか2つ選んでください
1. 症状が安定していたため　2. 何らかの異常・副作用を感じたため　3. 専門医の勧め　4. 民間業者の勧め　5. 家族・知人から言われたため　6. 書籍の情報　7. インターネット情報　8. マスコミ報道
9. その他（　　　　　　　　　　　　　　　　　　　　　　　　）

Q　D - 16. ステロイド外用剤を中止した場合、「リバウンド（跳ね返り）現象」は起きましたか？（リバウンドとは、薬を止めたときに、症状が劇症化することを言います。）
1. （自分のアトピー歴の中で）最もひどい症状になるまで悪化した
2. 最もひどくはないが、かなり悪化した
3. 症状は多少悪化したが、日常の悪化の範囲だった
4. ほとんど変化はなかった
5. その他（　　　　　　　　　　　　　　　　　　　　　　　　）

Q　D - 14で「2. いいえ」を選ばれた方にお聞きします。
Q　D - 17. その理由として、もっとも当てはまるものを一つ選んでください。
1. 元々ステロイドの使用量が少なく、意識的に止めるまでもない
2. ステロイドは連用しているが、症状もよく、中止する必要性を感じない
3. ステロイド外用剤を止めたら、症状がすぐに出てきてしまう
4. ステロイド外用剤を止めたら、症状を全くコントロールできそうにない
5. 主治医から中止するように言われていない
6. その他（　　　　　　　　　　　　　　　　　　　　　　　　）

Q　D-18. プロトピックを使われたことはありますか？（プロトピックとは、1999年に販売され始めた新薬の免疫抑制剤です。）
1. はい　2. いいえ

Q　D　18で「1. はい」と答えた方にお聞きします。（QD - 19～Q　D - 22まで）
Q　D - 19. プロトピックの使用歴は何年ですか？
1. 1年未満　2. 1～2年　3. 2～5年　4. 5年以上

Q　D - 20. 現在プロトピックを使用していますか？
1. はい　　2. いいえ

Q　D - 21. Q　D - 20で「1. はい」と答えた方にお聞きします。現在、どのくらい頻繁にプロトピックを使用されていますか？
1. ほぼ毎日　　2. 一週間に数回　　3. 一週間に一回程度　　4. それ以下

Q　D - 22. Q　D - 20で「2. いいえ」と答えた方にお聞きします。止めた理由は何ですか？ もっとも当てはまるものを一つ選んでください。
1. アトピーが良くなったので必要なくなったため
2. 塗っても効かなくなってきたため
2. 刺激が強くて使い続けられなかったため
3. 感染症（ニキビ・ヘルペスなど）のため、使い続けられなかったため
4. 刺激、感染症以外の‘何らかの異常’を感じたため
5. 特に異常は感じなかったが、何となく不安に思ったため
6. その他（　　　　　　　　　　　　　　　　　　　　　　　　　）

Q　D - 23. 現在、ステロイド・プロトピックともに使用されていない方にお尋ねします。
これらの薬剤を使わなくなってから、どのくらいの期間が経ちますか？
1. 1年未満　　2. 1～2年　　3. 2～5年　　4. 5～10年　　5. 10年以上
6. どちらも使用したことがない

「アトピー患者の入院」についてお伺いします。（Q　D - 24～Q　D - 26まで）
Q　D - 24. あなたには、アトピーがひどくなったとき入院できる病院がありますか？
1. はい（差し支えなければ、病院名をお書き下さい。　　　　　　）
2. いいえ

Q　D - 25. 「2. いいえ」と答えた方にお聞きします。その理由は次のどれですか？　該当するものすべてを選んでください。
1. 病院の情報を知らない　　2. 情報は知っているが、最寄りではない
3. 自分の望む療法を受けられるかわからない　　4. 経済的に困難
5. その他（　　　　　　　　　　　　　　　　　　　　　　　　　）

Q　D - 26. あなたのアトピーが悪化したとき、受け入れてくれる入院先があったらよい、と思いますか？
1. 強くそう思う　2. ややそう思う　3. どちらともいえない　4. あまりそう思わない　5. 全くそう思わない

「アトピー治療における'心のケア'」についてお聞きします。
Q　D - 27. あなたは、ご自分のアトピーに対し、'心のケア'が必要と思いますか？
1. 強くそう思う　2. ややそう思う　3. どちらともいえない　4. あまりそう思わない　5. 全くそう思わない

Q　D - 28. Q　D - 27で「1. 強くそう思う」「2. ややそう思う」とお答えになった方にお聞きします。あなたが望む'心のケア'とはどういうものですか？　下の中に近いものがあったら、すべて選んでください。
1. 主治医に話を聞いてもらう　2. 心療内科・精神科などにかかる
3. カウンセリングを受ける　4. 患者会や支援グループの人と交流する
5. 患者会でなくても、単に同病の患者さんと交流したい
6. その他（　　　　　　　　　　　　　　　　　　　　）

Q　D - 29. あなたは実際、アトピーに伴う困難のために、次の治療を受けていますか？　該当するものをすべて選んでください。
1. カウンセリング　2. 心療内科　3. 精神科　4. いずれも該当しない。

治療費についてお伺いします。
Q　D - 30. あなたのアトピー治療のために、これまで医療機関にどのくらいの単位の治療費を払いましたか？　正確にはわからないと思いますので、おおよその単位、ということで結構です。
1. 10万円以下　2. 10～50万円　3. 50～100万円　4. 100～200万円
5. 200～500万円　6. 500万円以上　7. 全く見当がつかない

Q　D - 31. あなたはアトピーのために、医療機関以外でどのくらいの単位の費用をかけましたか？　正確にはわからないと思いますので、おおよその単位、ということで結構です。
1. 10万円以下　2. 10～50万円　3. 50～100万円　4. 100～200万円

5. 200～500万円　6. 500万円以上　7. 全く見当がつかない

医療現場で、あなたが辛かったと感じたエピソードがあれば、ご自由にお書き下さい。

最後に、「アトピーという病気」関する総括的な質問をさせて頂きます。

Q　E - 1. ご自分のアトピーが悪化した原因は何だとお考えですか？　当てはまるものをすべて、選んでください。

1. ストレス（受験、就職、結婚などを機に・合わない環境にいたなど）
2. バランスの崩れた食生活（一人暮らしを始めて食生活が乱れたら悪化したなど）
3. 運動不足（生活が変わって、運動を止めたなど）
4. ステロイドなどの薬剤を中止したため
5. 特殊な治療を行ったが合わなかったため（合わない民間療法など）
6. ステロイドなどの薬剤に頼りすぎ、副作用が出たため
7. わからない
8. その他（　　　　　　　　　　　　　　　　　　　　　　　　　　）

Q　E - 2. 以前は子どものうちに治るとされていたアトピーが、大人になっても治らない例が増えてきた、といわれています。あなたは、その理由はなんだと思いますか？　当てはまると思われるものをすべて、選んでください。

1. 現代社会のストレス
2. 環境汚染（大気汚染、化学物質の氾濫など）
3. 食生活の変化（食の西洋化、食品添加物など）
4. 現代生活での運動不足
5. ステロイドに対する誤った情報による過剰な警戒心
6. アトピービジネスなどの間違った治療法の氾濫
7. ステロイド治療の副作用
8. その他　（　　　　　　　　　　　　　　　　　　　　　）

アンケート調査票

アトピーをコントロールできるようになった方にお聞きします。（該当する方のみ、お答え下さい。）
Ｑ　Ｅ-3. ご自分のアトピーが良くなった理由はなんだと思いますか？
該当するものすべてを選んでください。
1. 自然に良くなった
2. 環境の変化（引っ越しなど）
3. 食生活の改善（除去食、健康食品、サプリを含む）
4. 運動
5. ステロイド・プロトピックなどの標準治療に戻った
6. ステロイドの使用を中止した
7. 漢方治療
8. 民間療法（温泉療法など）
9. その他（　　　　　　　　　　　　　　　　　　　　　　　　　　　）

今までの経験で有効だと感じた相補・代替医療の治療法（民間療法を含む）があればお書きください。

このアンケートに関するご意見、ご感想をお願い致します。

ご協力、誠にありがとうございました。長いアンケートでお疲れになったことと思います。アンケート結果が集計されましたら、何らかの形で必ず発表させて頂きます。この調査が、皆様のお役に立てることを心から願っています。そして、皆様の快癒を心からお祈りしています。

本当にありがとうございました。

著者プロフィール
安藤直子（あんどう・なおこ）
1964年、東京生まれ。東洋大学工学部応用化学科・准教授。専門は食品毒性学。88年〜96年滞米、オレゴン州立大学にてPh.D.（日本でいう博士号）を取得。08年4月より現職に。
アトピー患者歴は25年。その間、ステロイド外用剤を中心に標準的な治療を受けたものの挫折し、リバウンドやステロイド離脱も経験。06年「高木仁三郎市民科学基金」の研究助成を受け、ステロイド外用剤を中心とする標準治療の場から外れた成人を主とするアトピー患者1000人からの実態を調査する。同年より夫・安藤聡彦氏と共に北海道・豊富温泉にて「アトピーフォーラム」を毎年主催。現在、患者支援団体「アトピーフリーコム」代表。
HP:「アトピーの小径」http://homepage2.nifty.com/yamanekoworld/index.html
e-mail:ptgeddes@mac.com

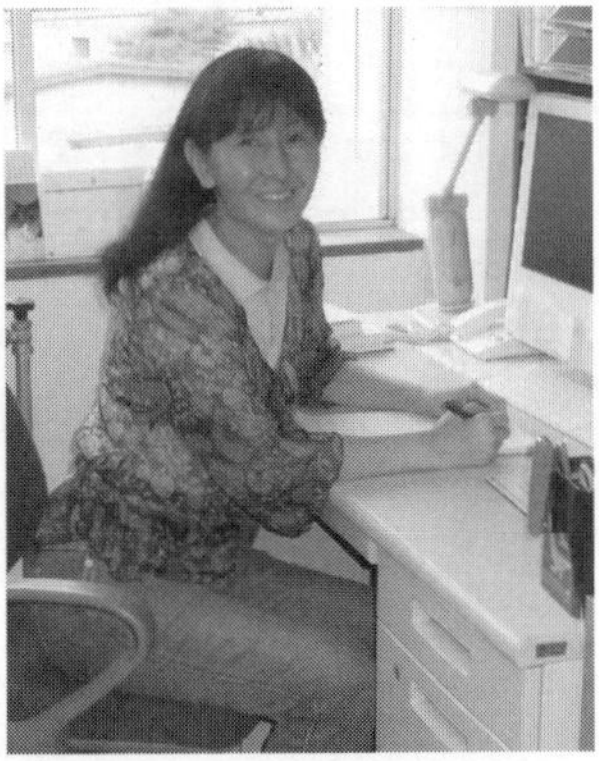

編集■北川直実（オフィスＹ＆Ｋ）／DTP■伊藤琢二／
装丁■渡辺美知子／カバー・本文イラスト■中脇千砂

アトピー性皮膚炎　患者1000人の証言

2008年11月30日　第1刷発行
2011年 2月25日　第3刷発行

著　者　安藤直子
発行者　奥川　隆
発行所　子どもの未来社
〒102-0071　東京都千代田区富士見2-3-2 福山ビル202
電話 03(3511)7433　FAX 03(3511)7434
振替 00150-1-553485
E-mail：co-mirai@f8.dion.ne.jp
http://www.ab.auone-net.jp/~co-mirai
印刷・製本　株式会社シナノ

Printed in Japan　ISBN978-4-901330-84-8　C0047